脳が
みるみる若返る

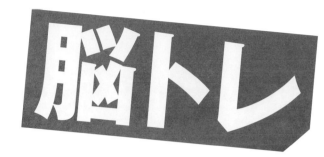
脳トレ

間違い探し
スペシャル

諏訪東京理科大学教授
篠原菊紀
監修

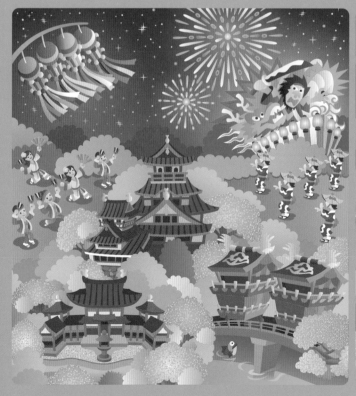

JN082609

ナツメ社

間違い探しで脳の活動を高めましょう

公立諏訪東京理科大学教授　篠原菊紀

間違い探しは脳トレに効果的！

　本書は、2つの絵を見くらべて違いを見つけ出す「間違い探し」をじっくり楽しみながら、脳の力をきたえる1冊です。

　間違い探しではとくに、脳のメモ帳と呼ばれる「ワーキングメモリ」と、イメージ力の基礎である「空間認知力」という脳の機能を使います。本書は、この2つの機能をより効果的にトレーニングできるように考えました。

　また、問題の50～70％くらいができると、やる気や意欲にかかわる脳の線条体の活動が高まることが知られています。そこで本書の間違い探しはすべて、比較的簡単に見つけられる間違いと、なかなか見つけられない間違いを、7対3ほどの割合でつくりました。さくさく爽快に解いて意欲を高め、難問に根気強く向き合ってください。

脳のメモ帳ワーキングメモリをしっかり使う

　「脳をきたえる、使う」ということは、脳のワーキングメモリをしっかり使うということです。ワーキン

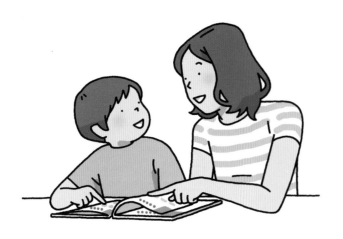

グメモリとは「何かをいったん覚えて（メモリ）、作業する（ワーキング）」力のことで、知的能力の基礎になります。たとえば、「間違い探し」という言葉を覚えてください。そして目を閉じて、「間違い探し」を逆から言ってみましょう。

　言えたでしょうか。今、あなたの脳では「間違い探し」を覚え（メモリ）、目を閉じて言う（ワーキング）という複数の作業が行われましたね。「脳のメモ帳」を意識できたのではないでしょうか。

　絵の細かなところまで注意深く確認して覚え、比較する間違い探しでは、このワーキングメモリが大いにはたらきます。できれば印をつけずに解いてみてください。見つけた数や間違いの場所を記憶しながら、新しい間違いを探す、という、そうとうややこしい作業になりますね。このややこしさが、脳をきたえるのです。

ワーキングメモリは使うほど活性化し使わないと衰える

　子どもは最初、短い文章しか読めず、理解もできませんが、だんだんと長い文章を読んで理解できるようになっていきます。それはワーキングメモリが発達し、文章を脳のメモ帳に記憶して処理し続ける力がつくからです。さらに、この能力を使って暗唱や暗算をしたり、頭の中で段取りを組んだりすることができるようになっていきます。

　このように、ワーキングメモリの機能は、使えば使うだけ活性化していき、反対に使わなければ衰えてしまいます。そして、ワーキングメモリのトレーニングを行うと、子どもでも高齢者でも、認知機能のテストの成績がよくなることが報告されています。

イメージ力の基礎 空間認知力も高まる

　ふつうの間違い探しはもちろん、Part4の左右反転させた絵から間違いを見つける問題や、Part2の回転させた絵を見くらべる問題では、空間認知力が大いにきたえられます。

　空間認知力とは、目の前にあるものの位置関係を把握する能力です。自転車や自動車の運転をしたり、狙った場所へボールを投げたり、地図を見て地形を把握したりできるのは、この力のおかげです。これが衰えると、的確な判断ができなくなったり、判断に時間がかかったりするようになるなどの困りごとがあらわれます。

　またこの力があると、目の前にものがなくても想像し、視覚的にイメージすることができるようになります。このような多次元のことを把握する力はプログラミング能力に通じ、小学校教育に導入されたプログラミング学習に欠かせないものです。

脳トレは成績のよしあしではなく 挑戦することが大切

　脳の活動を調べると、苦労したときや慣れないことに挑戦したときに、ワーキングメモリに関わる脳の前頭前野という部分が強く活性化します。しかし、その頭の使い方に慣れてくると活動は鎮静化していき、脳の活性にはつながらなくなってしまいます。そこで、本書のような、非日常的な刺激となる脳トレが有効なのです。

　また、脳トレでは成績のよい悪いは関係ありません。むしろ悪いほうがトレーニングのしがいがあるといえます。ふだん使わない脳を活性化するには、苦手なことや、めんどうだと思うことをするほうが刺激になるからです。本書では、下記のようなほんの少しの間違いも散りばめました。見つけにくく、あきらめたくなるかもしれません。しかし脳に負担をかける、挑戦することが大切なのです。難しい問題にも、ぜひ前向きな気持ちで取り組みましょう！

本書での「間違い」の探し方

Part1、3、4の「間違い探し」では、
左右・上下の絵で違うところを探します。
なかには形が違うだけでなく、右のような難問もあります。
ものや形の違いだけにとらわれず、
細かな部分や位置などにもしっかり目を配ってみてください。

こんな間違いもあります

❶位置が少し違う
❷大きさが少し違う
❸ものや線のありなし

[❶の例] 少しだけズレている

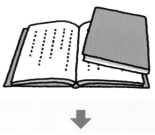

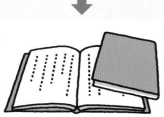

[❷の例] 少しだけ小さい

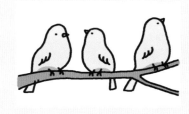

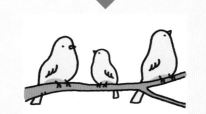

[❸の例] 線がない

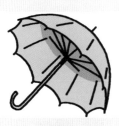

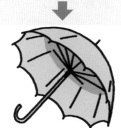

目次

Part

1

日本の名所・観光地

人気の観光スポットや町並みなど、
一度は行ってみたい日本各地の名所を集めました。
間違いは、大きなものもあれば、とても小さな難問もあります。
旅行気分で間違いを探し出していきましょう。

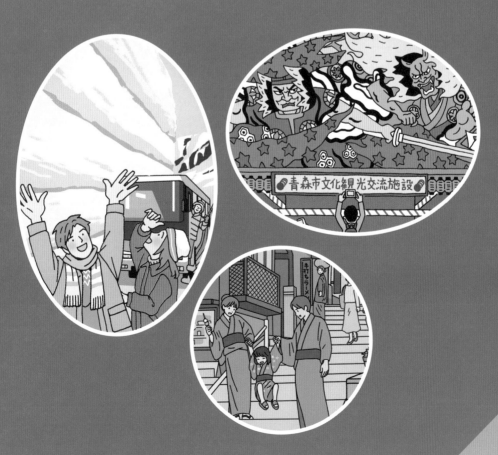

小樽運河（北海道）

間違い **7** か所 ➡答えは82ページ

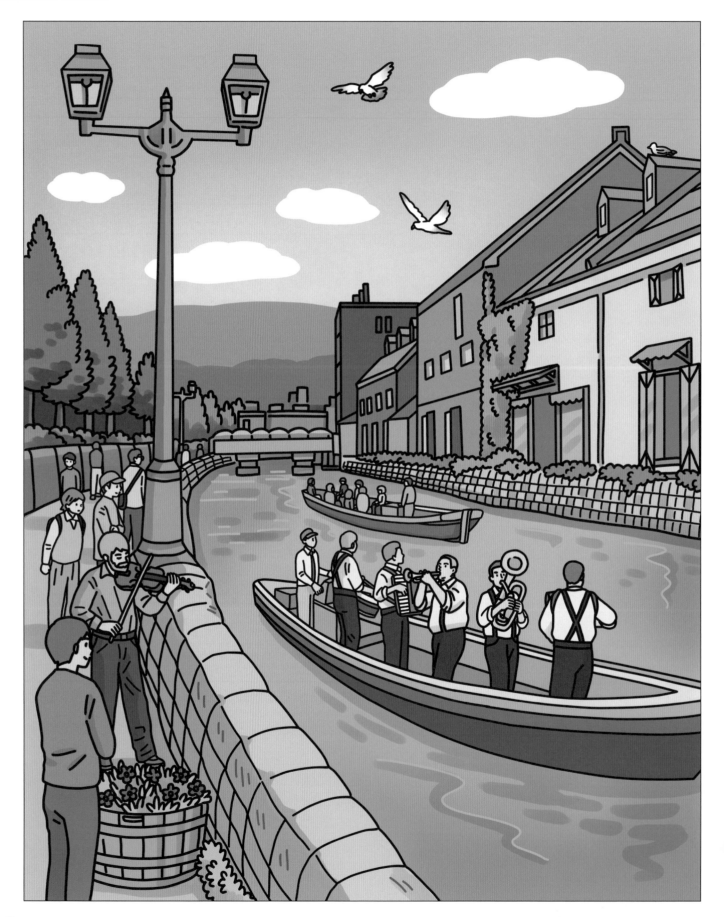

緩やかなカーブを描く、全長1140mの運河。大正12（1923）年の完成当時は、艀と呼ばれる小型船で貨物を運搬するために使われていた。当時のまま残る石造倉庫群は現在、レストランなどに再利用されている。秋に開催されるオクトーバーフェストでは船上ライブが見られることも。

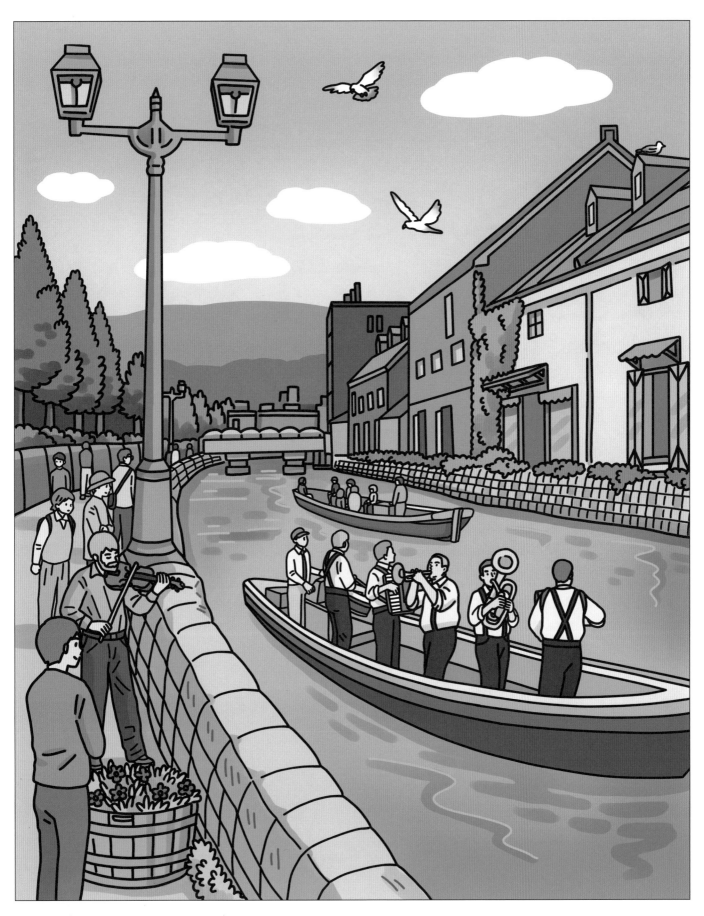

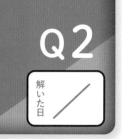

ねぶたの家 ワ・ラッセ_{（青森県）}

間違い **7** か所　　➡答えは82ページ

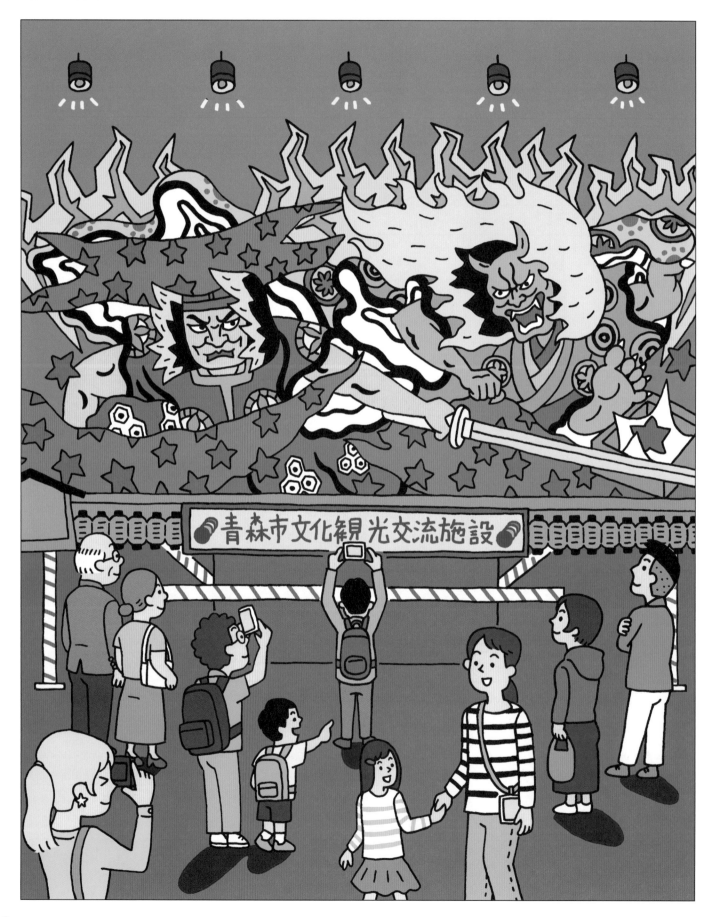

青森市文化観光交流施設

仙台七夕まつり（宮城県）、秋田竿燈まつり（秋田県）とともに東北三大祭りとして知られる青森ねぶた祭。JR青森駅の海手にある「ねぶたの家 ワ・ラッセ」では、実際に祭へ出陣した4台の大型ねぶたの観賞やねぶた囃子の体験もでき、一年中、祭を体感できる。

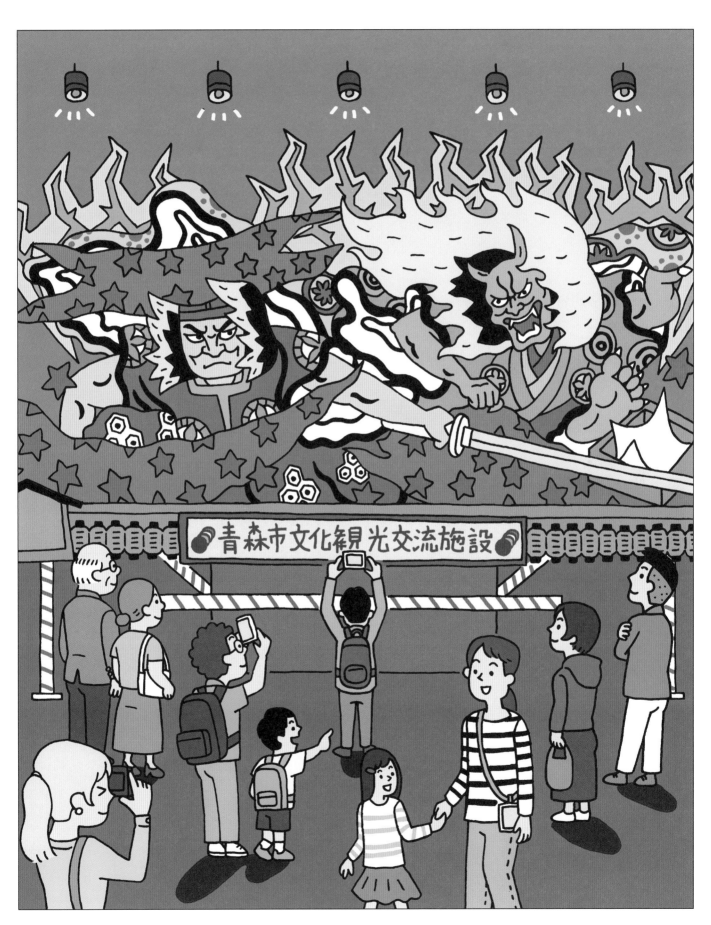

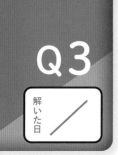

Q3

鶴岡市立加茂水族館（山形県）

間違い **6** か所 ➡答えは82ページ

山形県唯一の水族館でクラゲの展示で知られる。クラゲは約80種と、世界最大級の展示種類数。なかでも直径5メートルの水槽「クラゲドリームシアター」には、約1万匹のミズクラゲが浮遊し、幻想的な空間が広がっている。

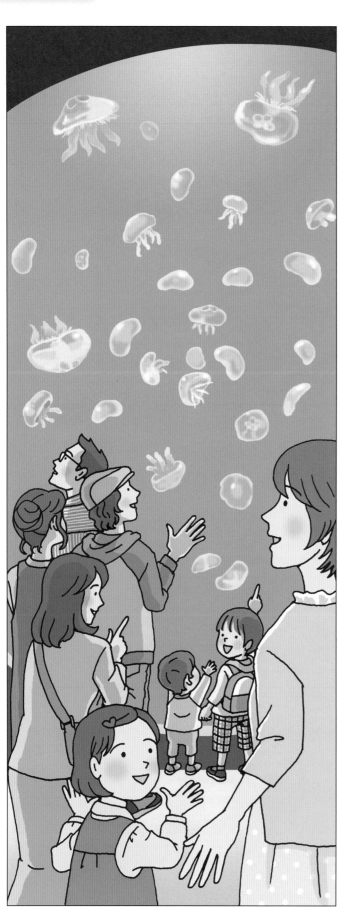

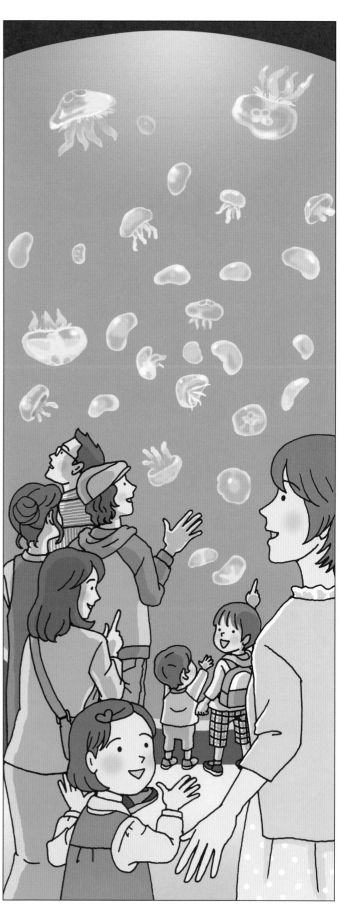

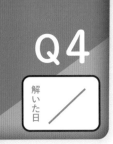

Q4 松島（宮城県）

解いた日 ／

間違い **6** か所 ➡答えは82ページ

天橋立（京都府）、宮島（広島県）と並んで日本三景に数えられる、大小260余りの島々。松島湾をさまざまなルートで周遊する観光遊覧船に乗れば、海に浮かぶ島々を間近で楽しむことができる。

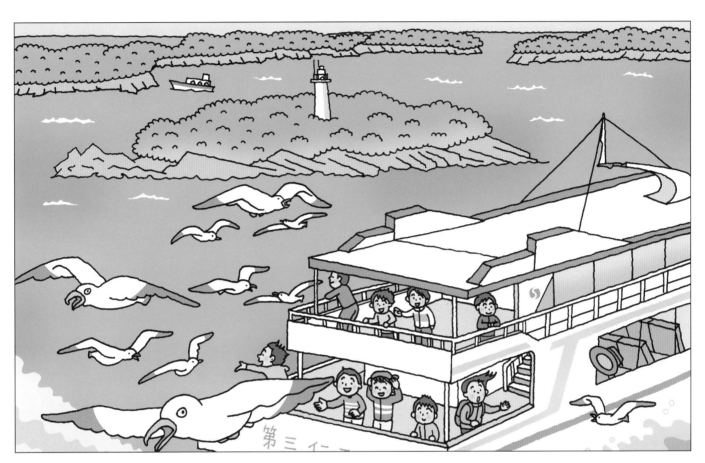

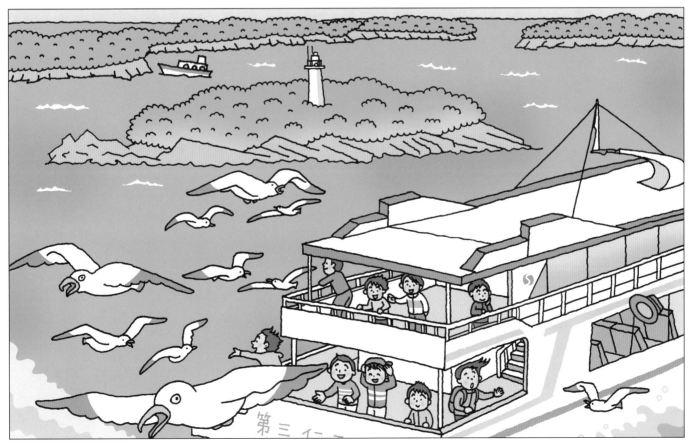

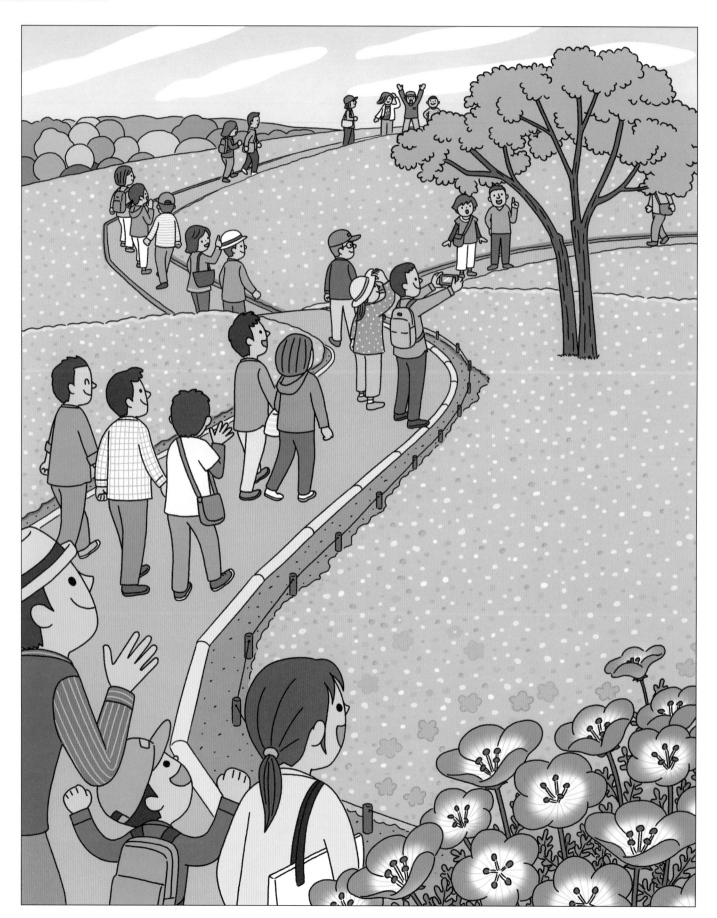

太平洋に面した広大な園内に、四季を通じて観賞できる花畑や、多彩なアトラクションが楽しめる遊園地などの、レジャー施設が揃っている人気のお出かけスポット。園内のみはらしの丘には、春には真っ青なネモフィラが咲き誇り、秋には真っ赤なコキアが一面を彩る。

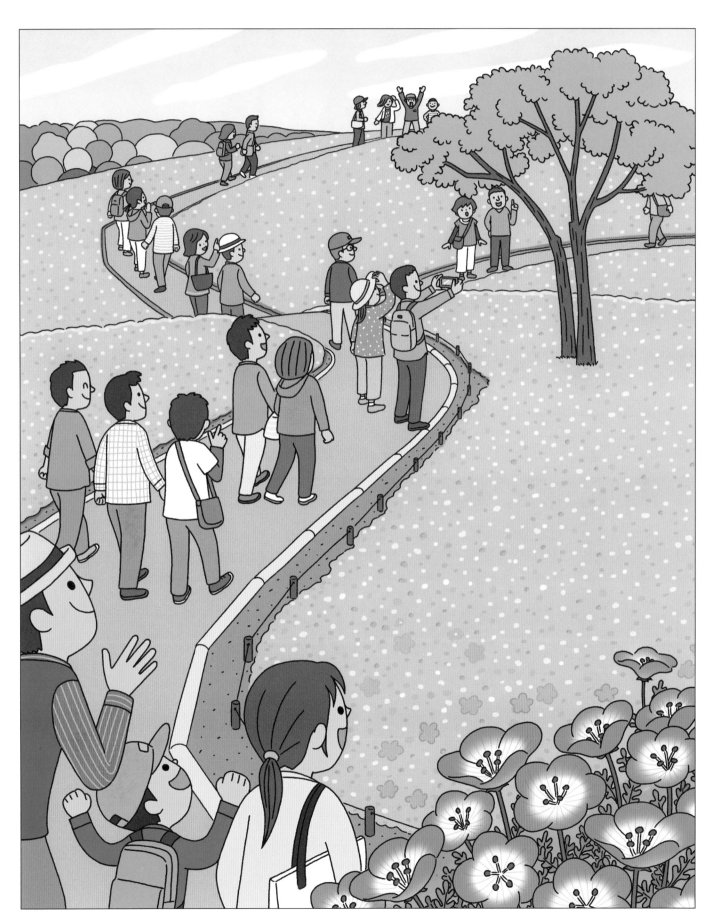

Q6

解いた日 ／

伊香保温泉（群馬県）
（いかほおんせん）

間違い **6**か所 ➡答えは83ページ

湯治場として、400年以上の歴史をもつ名湯。
365段の石段のある景観でも知られる。石段の両
脇には温泉旅館や土産屋、射的場などが並ぶ。
食べ歩きの名物は、温泉まんじゅうと石段玉こん
にゃく。

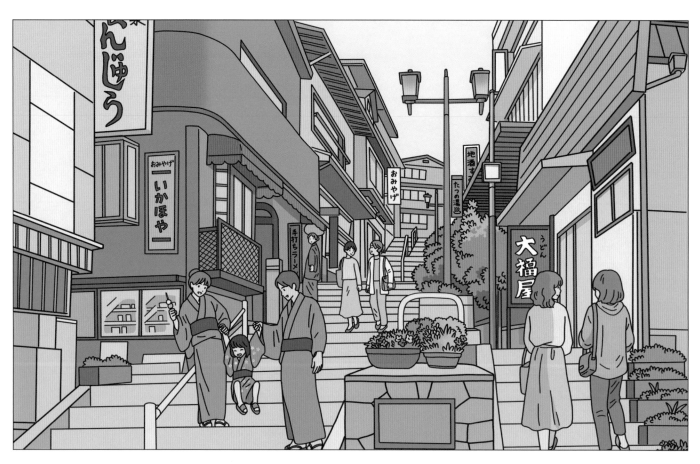

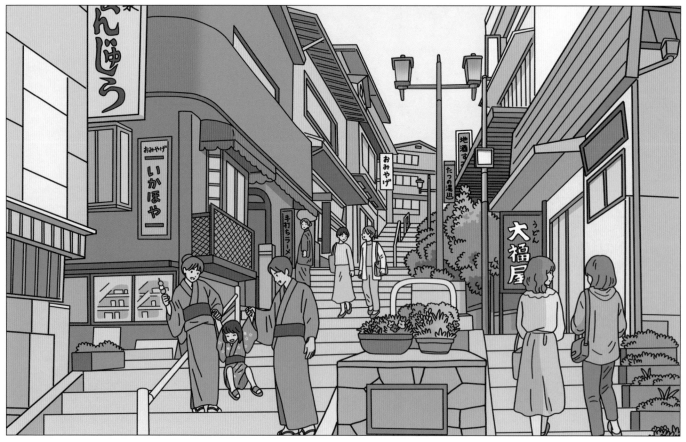

地獄谷野猿公苑（長野県）

（じごくだにやえんこうえん）

間違い **6**か所 ➡答えは83ページ

世界で唯一、温泉につかる野生のニホンザルを観察することができる公苑。1998年に開催された長野冬季オリンピックの際には、「SNOW MONKEY（スノーモンキー）」をひと目見ようと、世界中の選手や大会関係者が訪れた。

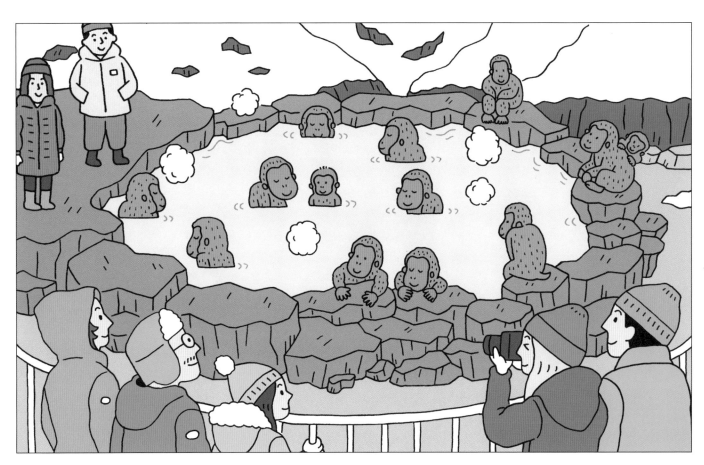

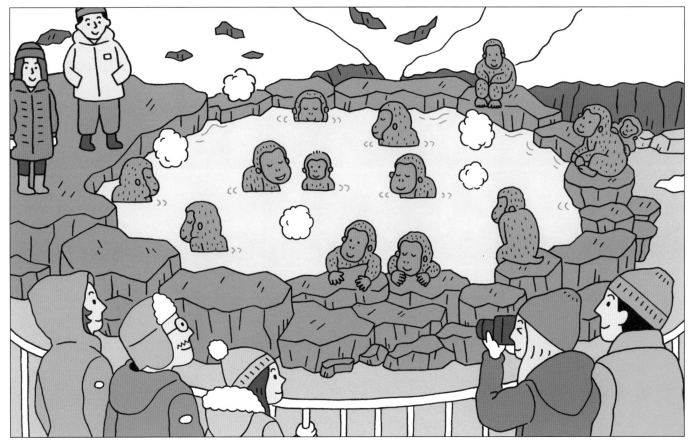

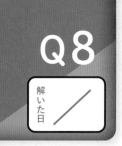

立山黒部・雪の大谷（富山県）

間違い **8**か所 ➡答えは83ページ

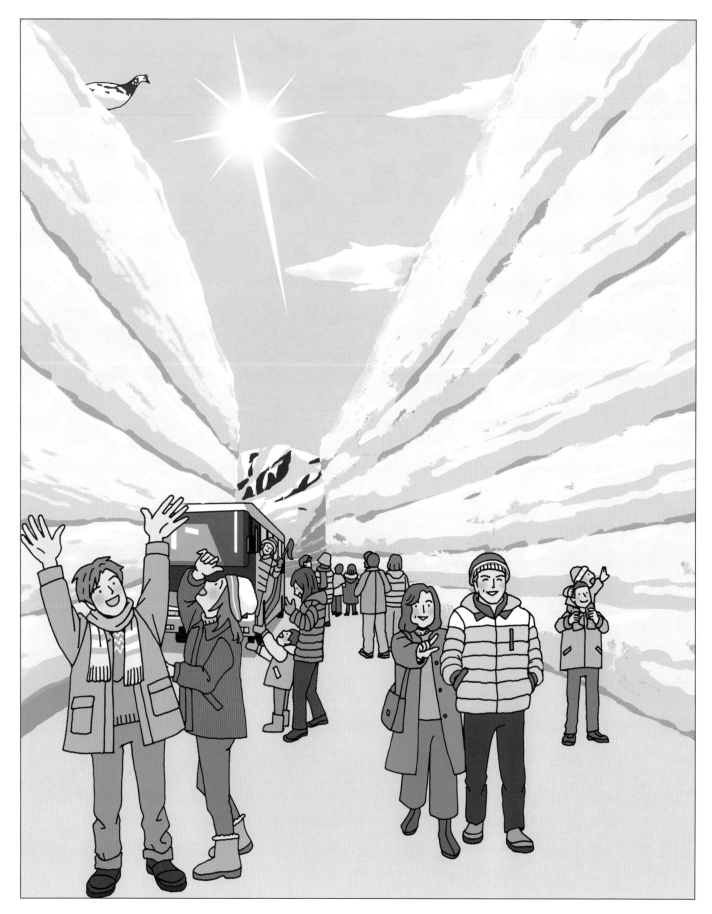

標高3,000m級の山々が連なる北アルプスを貫く、総延長37.2kmの立山黒部アルペンルート。その最高地点に位置する標高約2450mの室堂エリアでは、春から初夏限定で「雪の大谷ウォーク」が体験できる。除雪の際に出現する高さ20mもの雪壁は、このうえないインパクトで壮観。

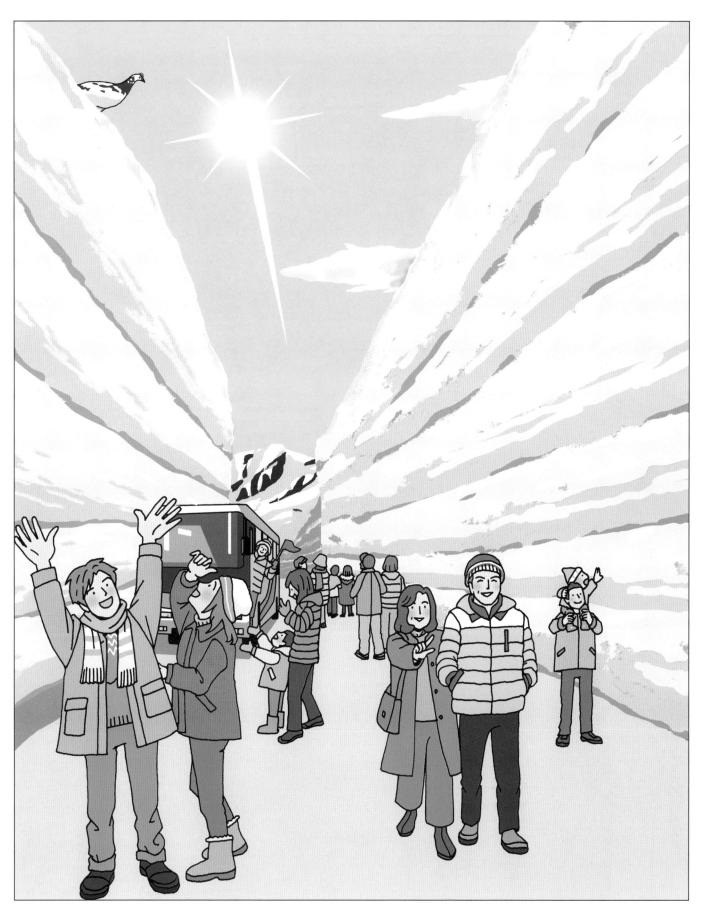

恐竜王国・福井_{（福井県）}

間違い **8** か所 ➡答えは84ページ

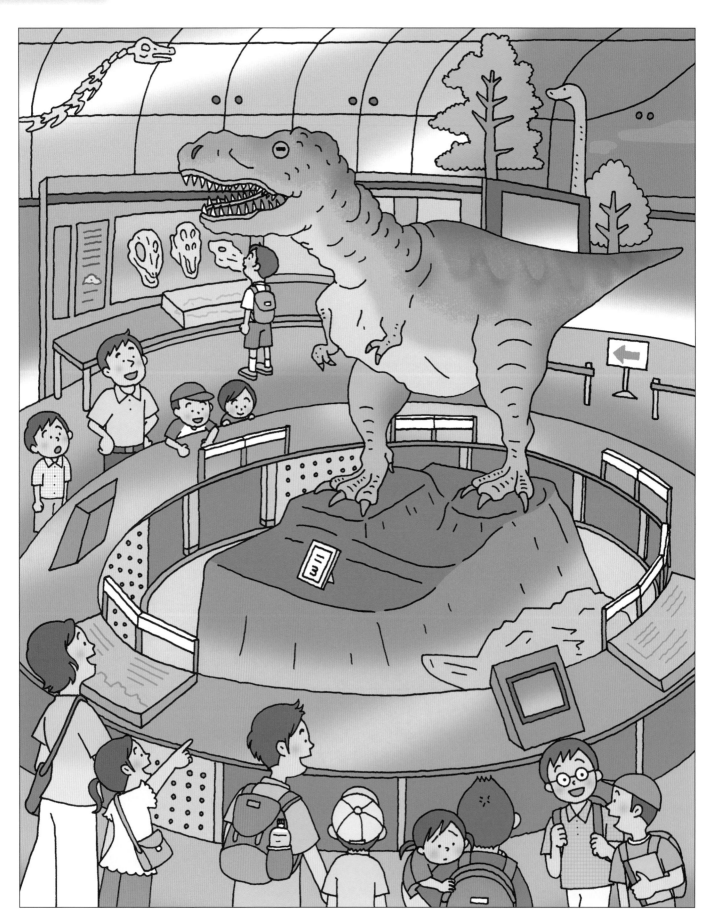

日本で見つかった恐竜化石の約8割が発掘されている福井県。日本最大規模の恐竜化石発掘現場があり、発掘された化石は県内の恐竜博物館などで見学できる。県の玄関口、JR福井駅では壁に描かれた恐竜のトリックアートや実物大の恐竜モニュメントが観光客を出迎える。

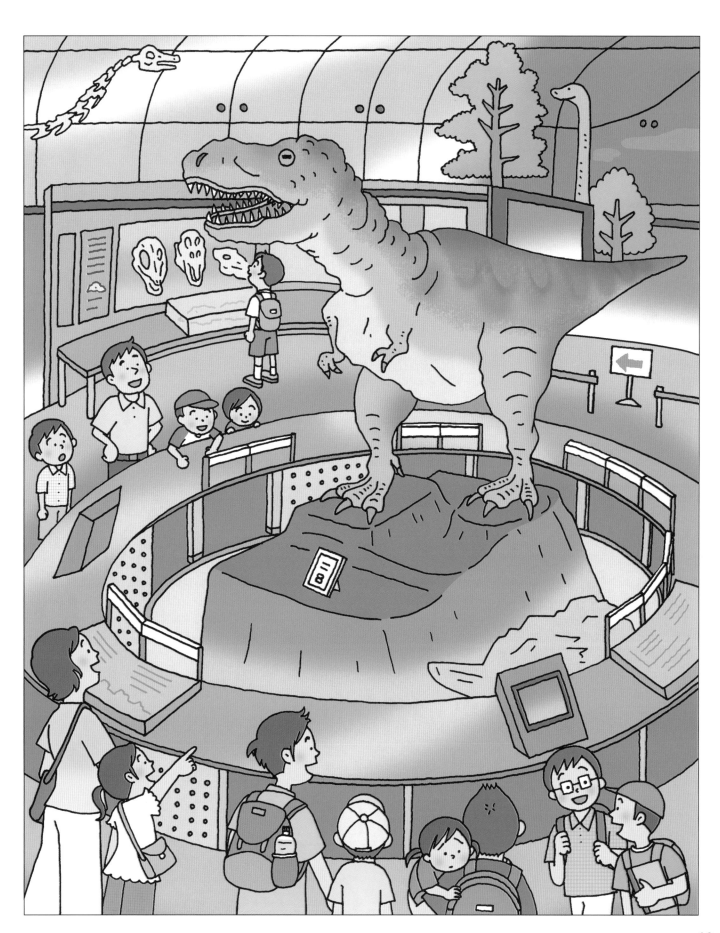

Q10

解いた日 ／

おかげ横丁 (三重県)

間違い **7** か所 ➡答えは83ページ

伊勢神宮内宮への入り口となる宇治橋の前から五十鈴川に沿って続くおはらい町に造られた町並み。江戸から明治時代を再現した町並みに50余りの店が並び、お伊勢参りの人々で賑わう。毎月1日は神宮の朔日参りにあわせて朝市が立つ。

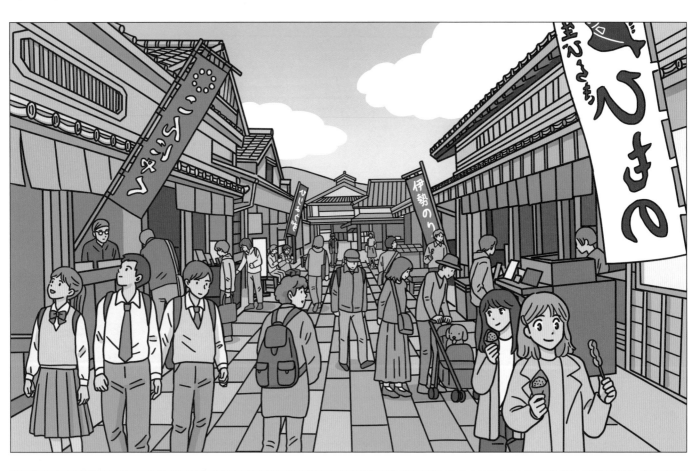

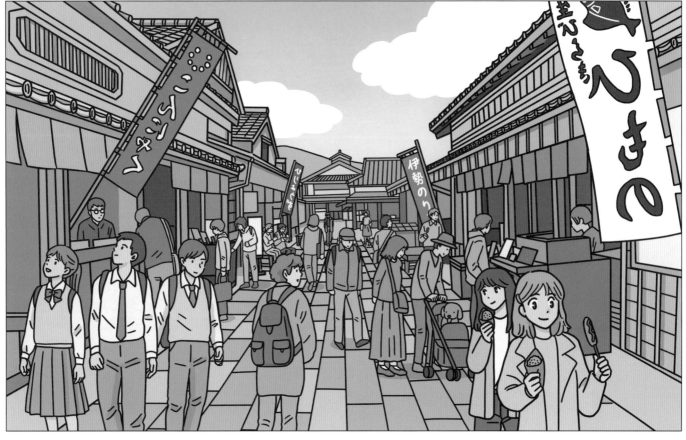

アドベンチャー
ワールド（和歌山県）

動物園、水族館、遊園地が一体になったテーマパーク。約80万㎡の広大な敷地に、およそ120種1600頭の動物たちが飼育されている。特にジャイアントパンダが有名で、2024年現在は4頭のパンダが暮らしている。

間違い **7** か所 ➡答えは84ページ

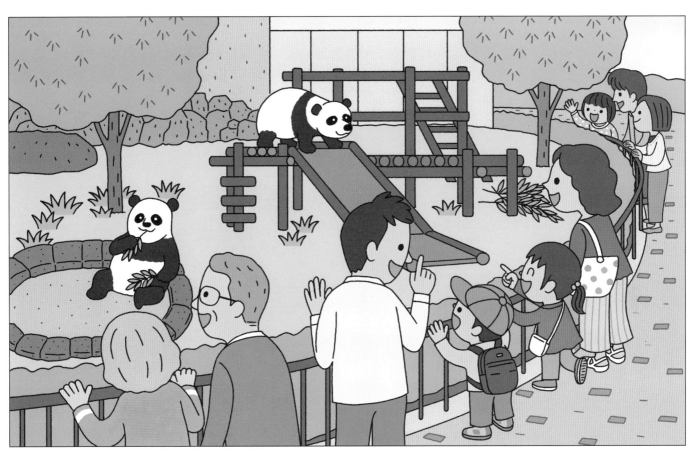

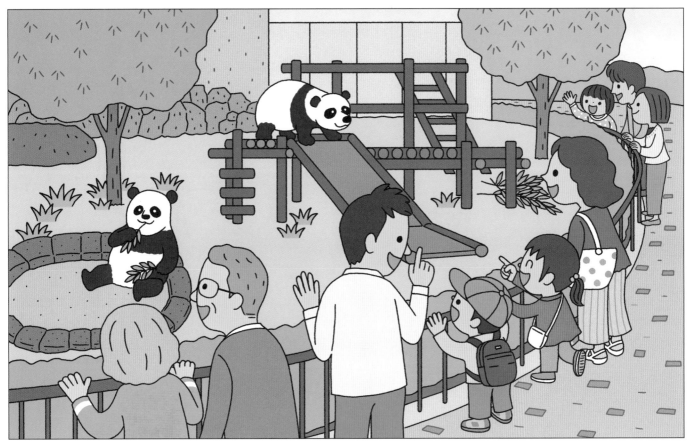

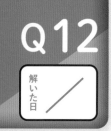

Q12 清水寺（京都府）

間違い **8** か所　➡答えは84ページ

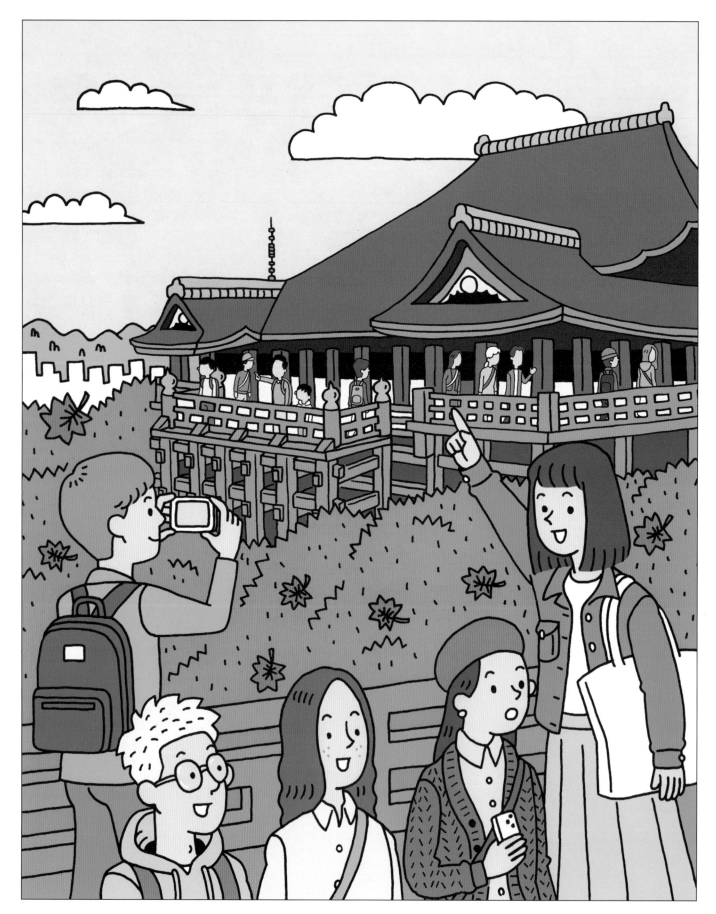

境内のヤマモミジや桜の葉が真っ赤に色づく秋、清水の舞台はいっそう多くの観光客で賑わう。
江戸時代には本当にこの舞台から飛び降りる「飛び落ち」が流行し、235人ほどが飛び落ちたと
伝わる。願をかけて飛び、生き延びたら願いが叶うとされていたが、明治になり禁止された。

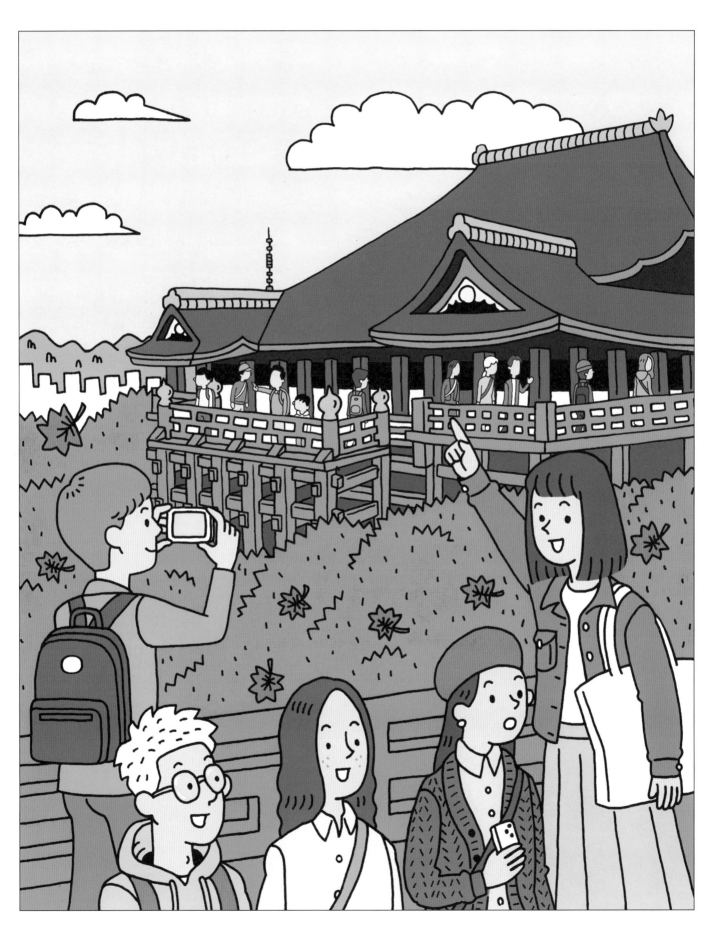

Q13 元町・南京町
（兵庫県）

解いた日 ／

間違い **7** か所 ➡答えは84ページ

横浜中華街（神奈川県）、長崎新地中華街（長崎県）とともに日本三大中華街に数えられる。異国情緒あふれる街並みの中心にあるのが、二層式屋根のあづまやと「13体の十二支像」。十二支に加えて、パンダの石像が置かれている。

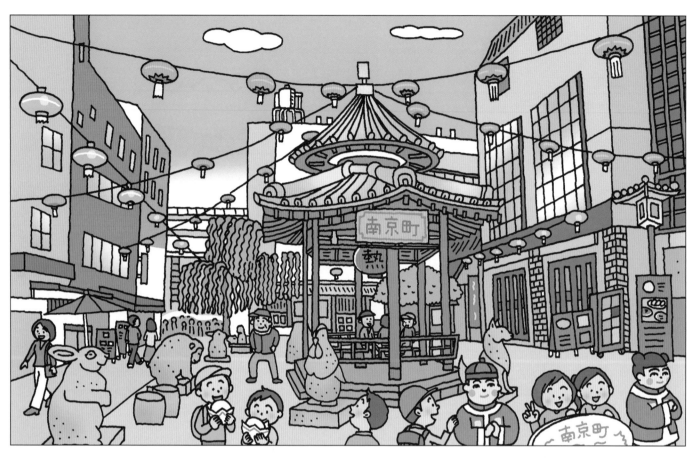

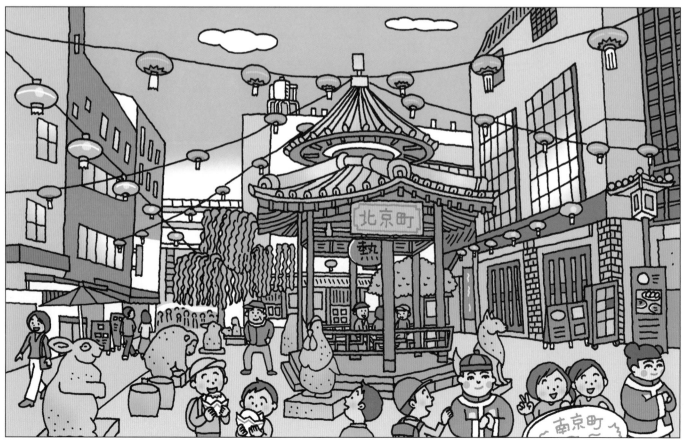

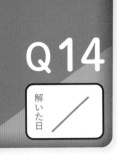

倉敷美観地区
（くらしきびかんちく）

（岡山県）

間違い **7** か所 ➡答えは85ページ

江戸時代に建てられた白壁の蔵屋敷は、綿花産業の富の象徴。なまこ壁に柳並木、洋風建築の美術館など、和と洋が調和した景観が、人々を魅了する。昭和54（1979）年には国の重要伝統的建造物群保存地区に選定された。

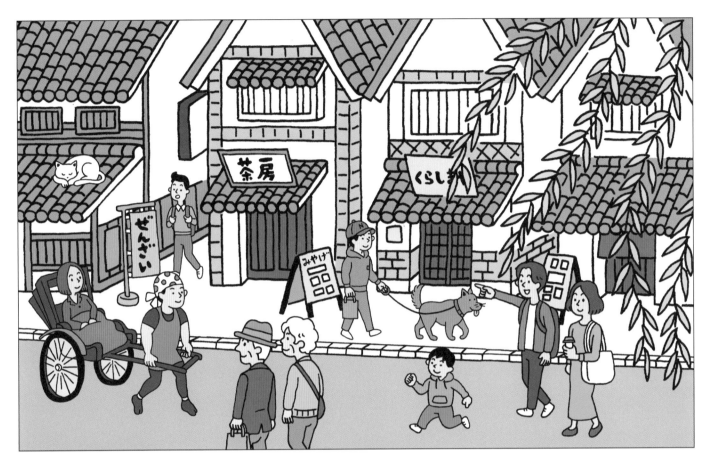

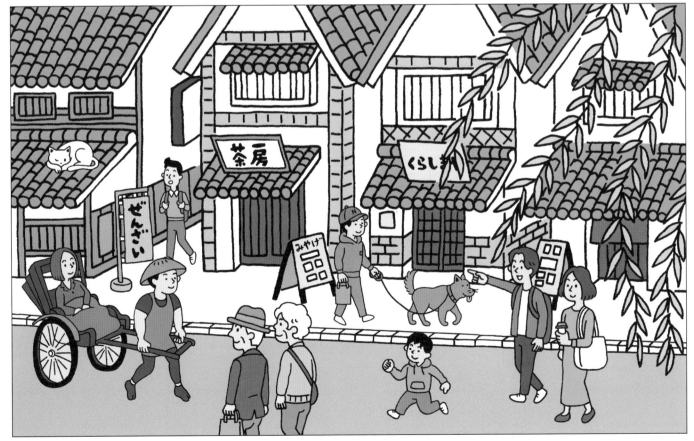

松江城（島根県）

間違い **10** か所 ➡答えは85ページ

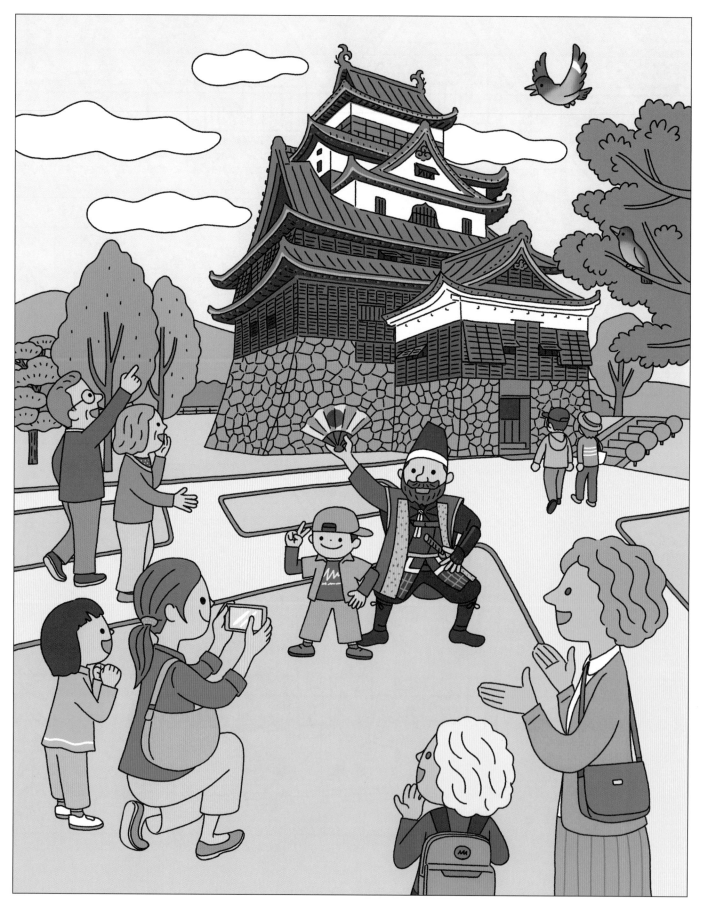

威風堂々とした黒い外壁に圧倒される、山陰地方随一の名城。全国に12しか残っていない現存天守のひとつで、2015年7月に国宝に指定された。天守からは宍道湖が遠望。屋根の木造のしゃちほこの大きいほうは高さが2.08mあり、現存する木造しゃちほこの中では日本一の大きさを誇る。

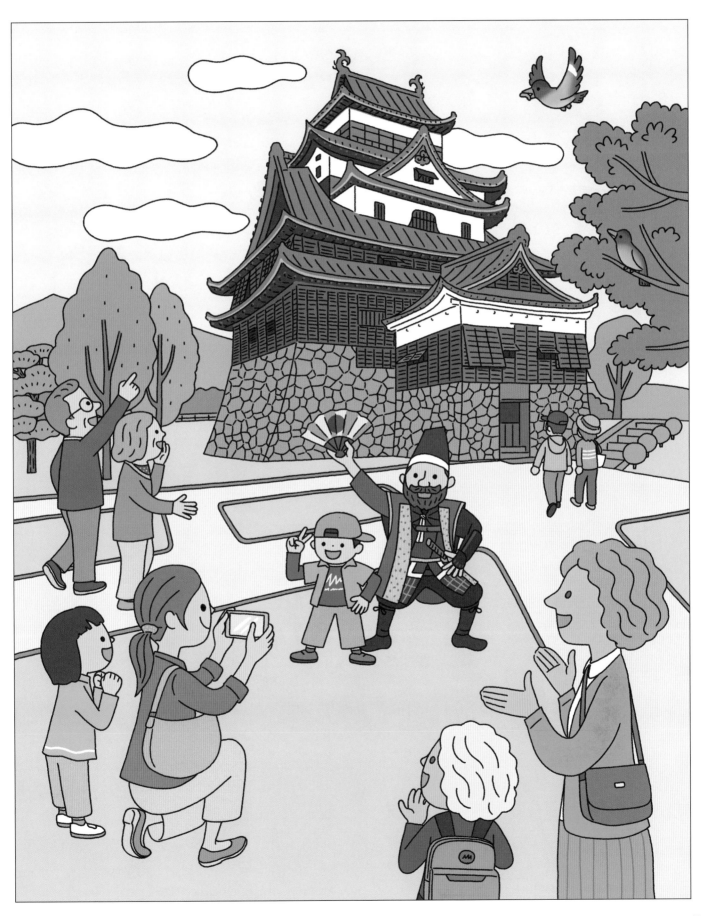

解いた日 /

錦帯橋（山口県）

間違い 10 か所 ➡答えは85ページ

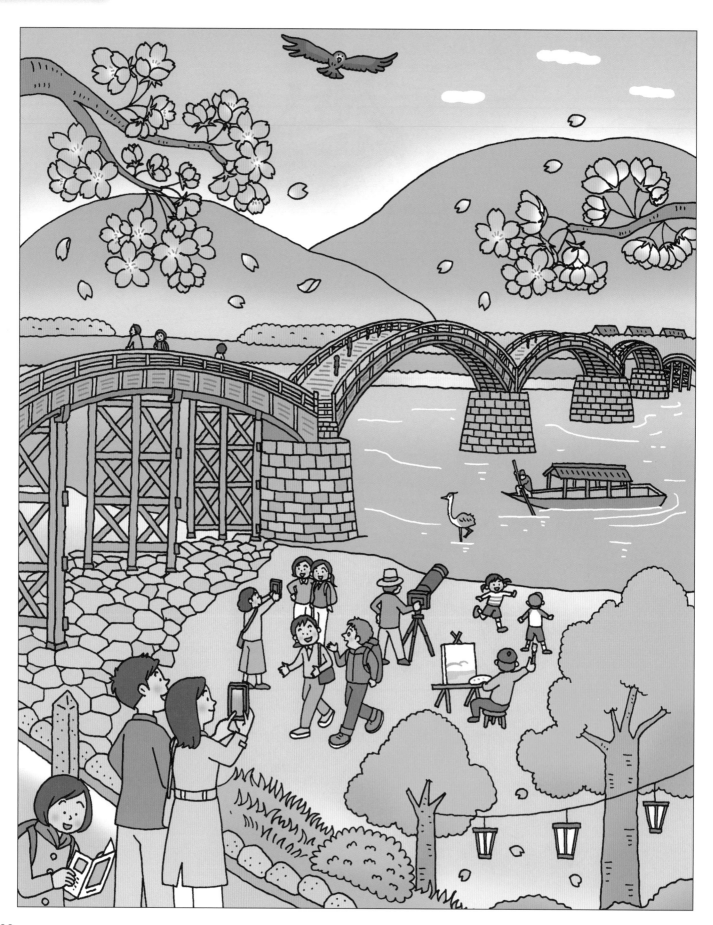

五連のアーチが美しい全長約200mの木造橋。1673年に創建されたもので、日本三名橋のひとつ。繊細な木組みや石張りの橋脚が美しく、時間帯や季節によって、さまざまな絶景を楽しめる。とくに春は錦川河畔の桜が咲き誇り、花見客であふれる。

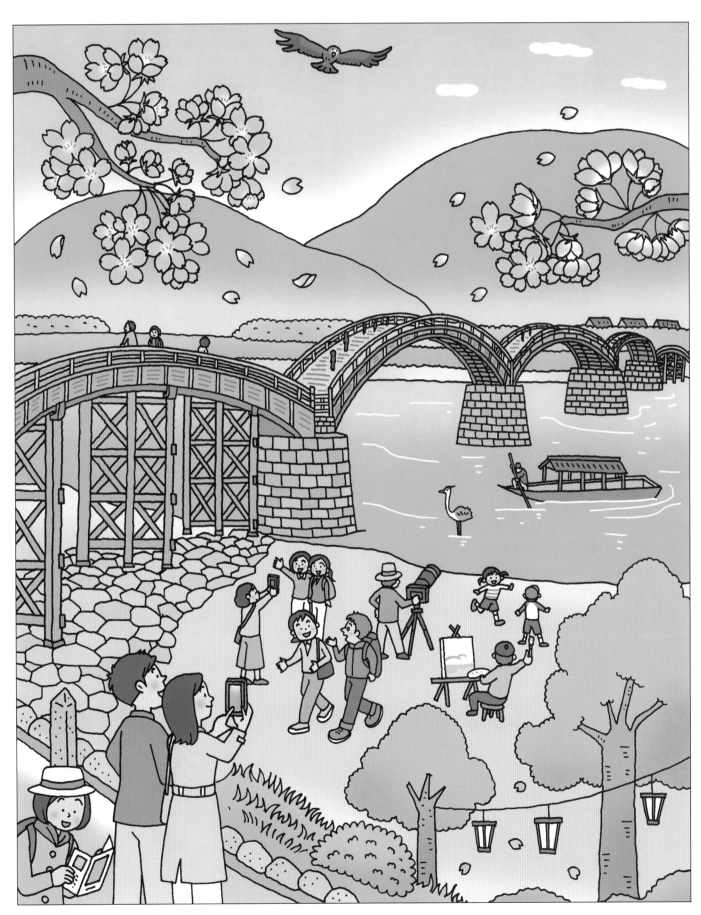

ひろめ市場（高知県）

間違い **7** か所 ➡答えは85ページ

高知城のそばにある、高知のおいしいものを集めた屋台村。ここでかつおのたたきを食べるのが、観光客の定番。60軒以上もの飲食店などが集い、酒好きな地元の人々が一杯やる姿も見られる。

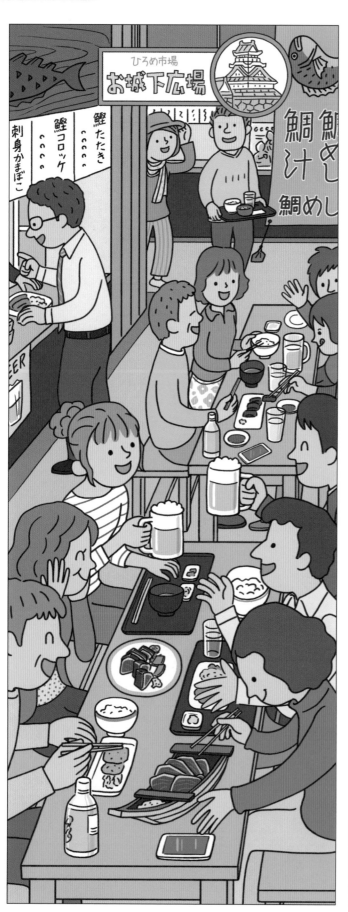

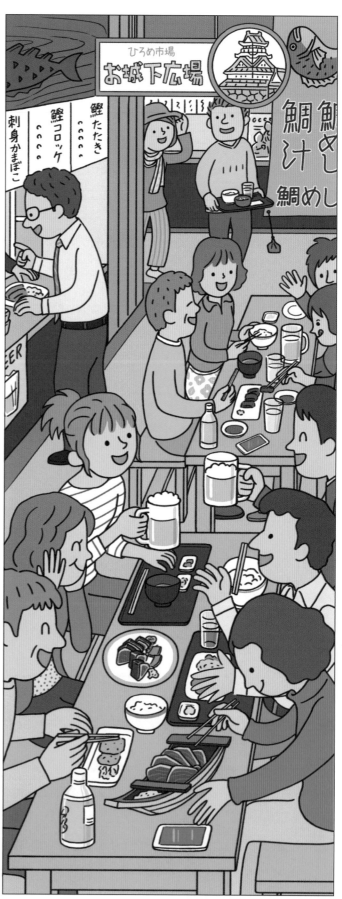

Q18

解いた日　／

下灘駅（愛媛県）
しもなだえき

間違い **7** か所　➡答えは86ページ

ホームに降り立つと、目の前に広がるは瀬戸内海！　レトロな青いベンチと3本足の上屋がトレードマークの無人駅。数々の映画やドラマ、JRの青春18きっぷのポスターなどにも起用され、人気の撮影スポットになっている。

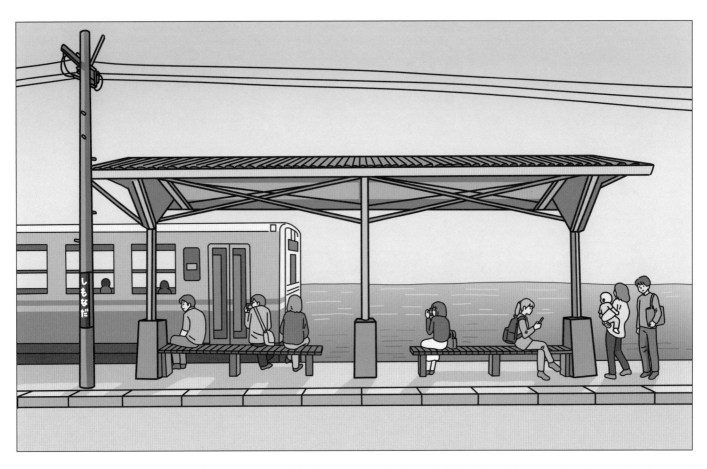

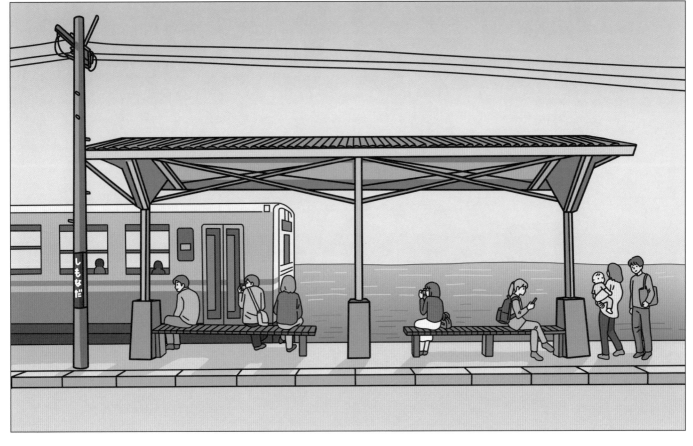

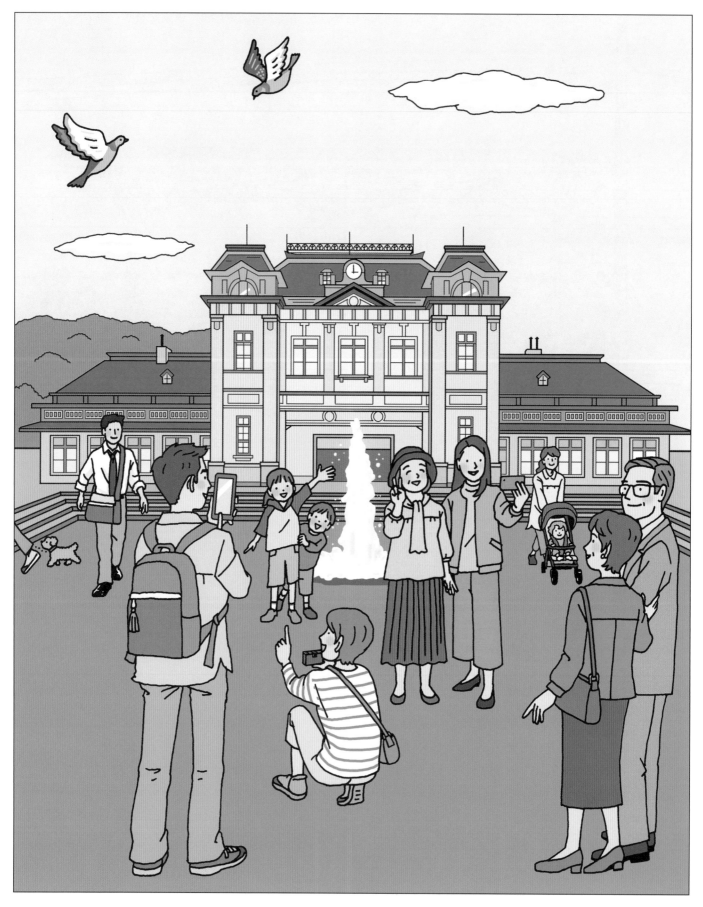

明治から昭和初期に建てられた建築物が多く残る、クラシカルな景観が魅力の港町。なかでもシンボル的な存在なのが、JR門司港駅の駅舎。大正3（1914）年に建築された、ネオ・ルネッサンス様式の木造駅舎で、昭和63（1988）年には鉄道駅舎として初めての重要文化財に指定された。

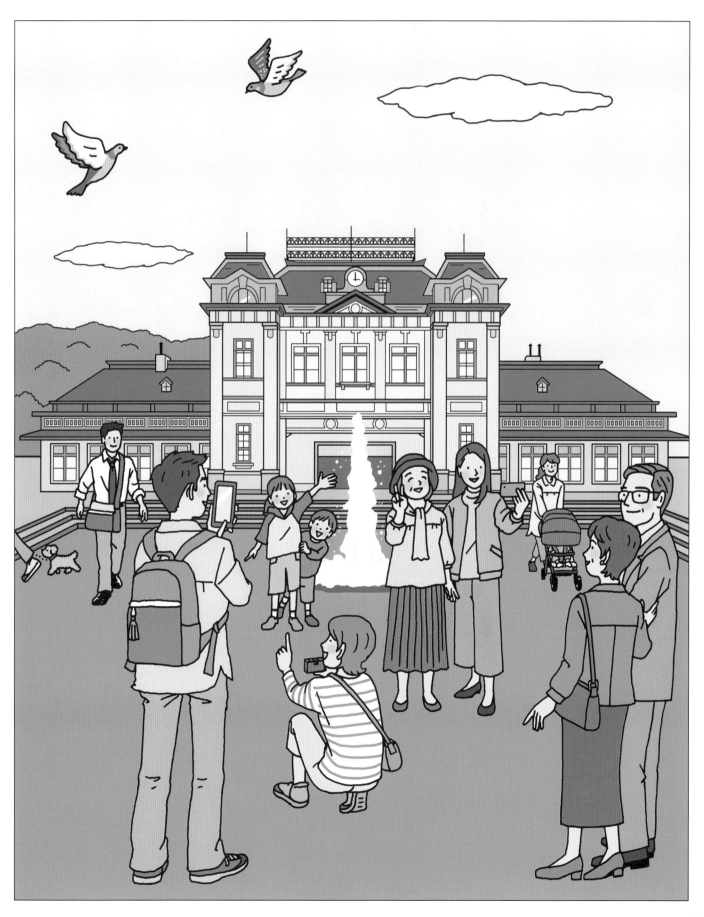

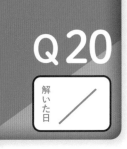

Q20

解いた日 /

都井岬（宮崎県）
（といみさき）

間違い **7** か所 ➡答えは86ページ

太平洋に突き出る宮崎県最南端の岬。青々とした草原をゆったり歩く御崎馬（みさきうま）は、昭和28（1953）年に日本在来馬として国の天然記念物に指定された野生の馬。2024年現在は、93頭の御崎馬が生息している。

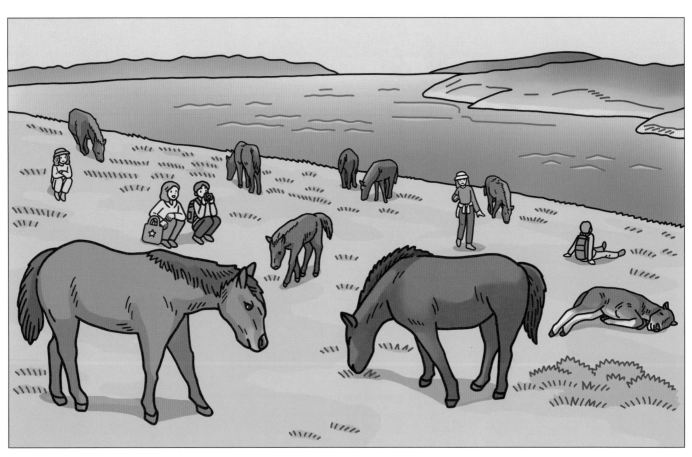

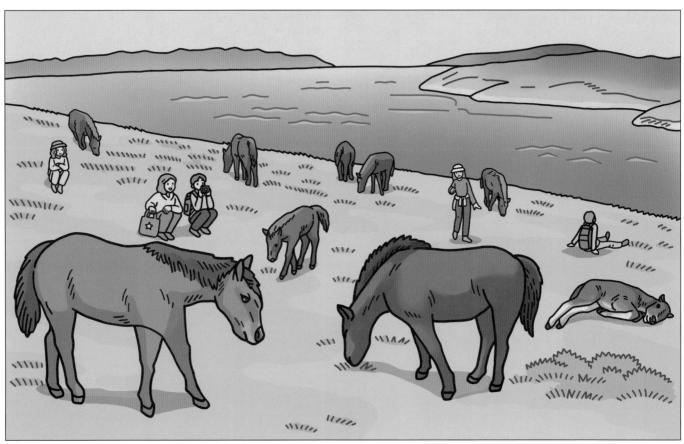

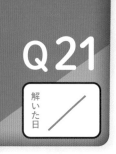

Q21

指宿の砂風呂

（鹿児島県）

間違い **7** か所 ➡答えは86ページ

およそ300年も昔から湯治客に愛されてきた、この地域ならではの一風変わった入浴方法。海岸線に湧く湯に温められた砂の温度は、約50〜55℃。海風を感じながら入る熱々の砂風呂が、旅で疲れた身体を心地よく包む。

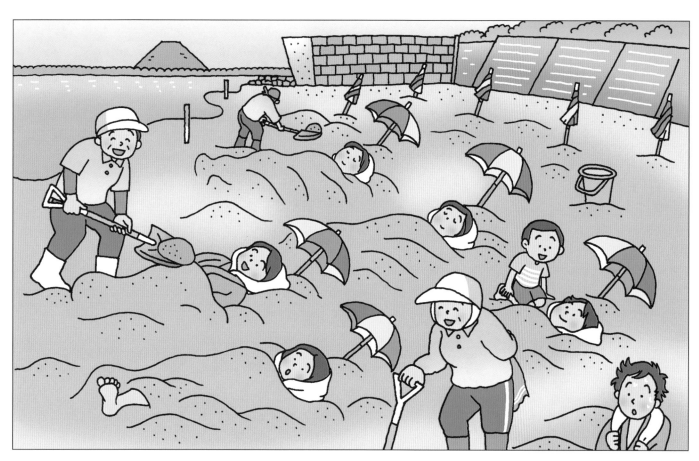

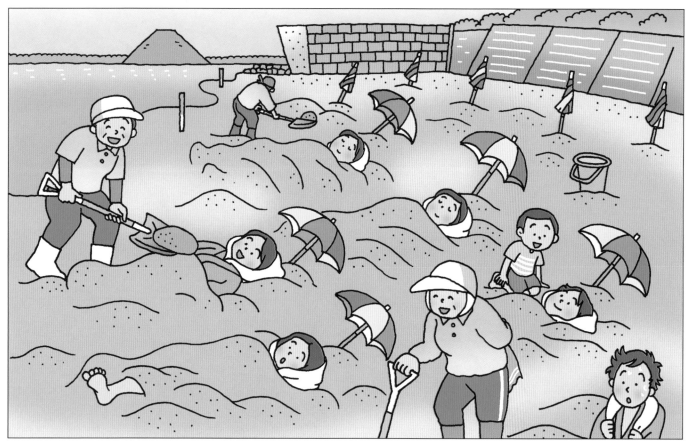

Q22

解いた日 /

竹富島 (沖縄県)

間違い **7** か所 ➡ 答えは86ページ

石垣島から船で15分。赤瓦屋根にシーサー、白砂の小道や南国の花々など沖縄の原風景が広がり、その家並みは国の重要伝統的建造物群保存地区に指定されている。人気の水牛車ツアーでは、楽しいガイドを聞きながらのんびり見物できる。

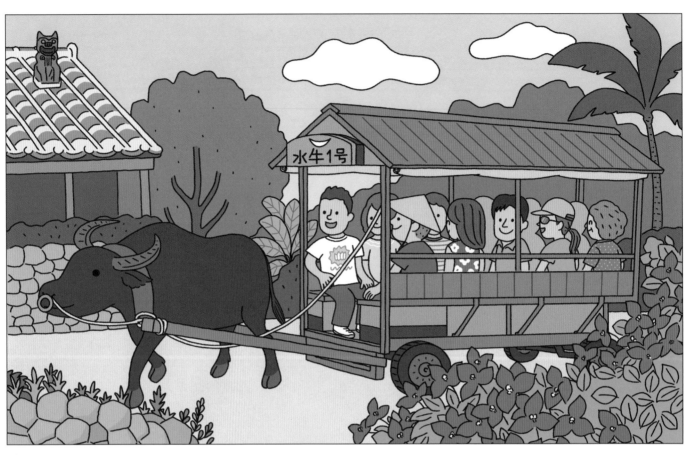

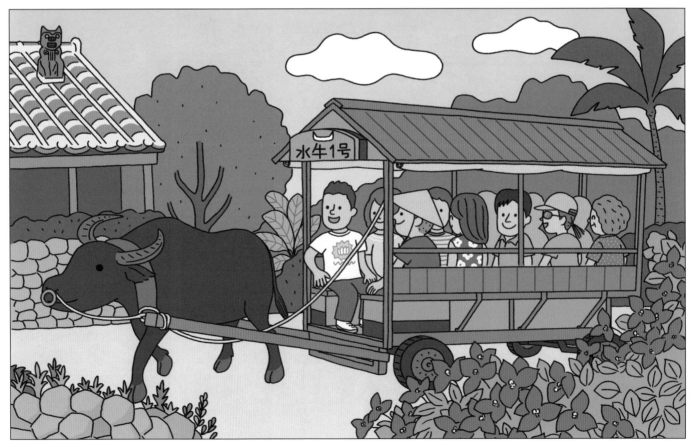

Part 2

違う絵探し・同じ絵探し

Part1などの間違い探しとは趣向を変えて、いくつもの絵のなかから
違うもの、もしくは同じものを探す問題を作りました。
ここでは空間認知力がよりきたえられます。
できるだけ早く正解を見つけられるように意識して取り組みましょう。

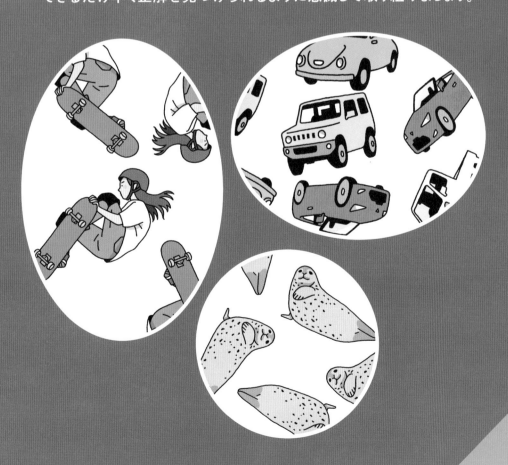

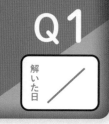

Q1

解いた日 ／

違う絵はどれ？

それぞれひとつだけ、ほかとは違う絵がまざっています。できるだけ早く見つけて、○をつけましょう。

➡答えは87ページ

1

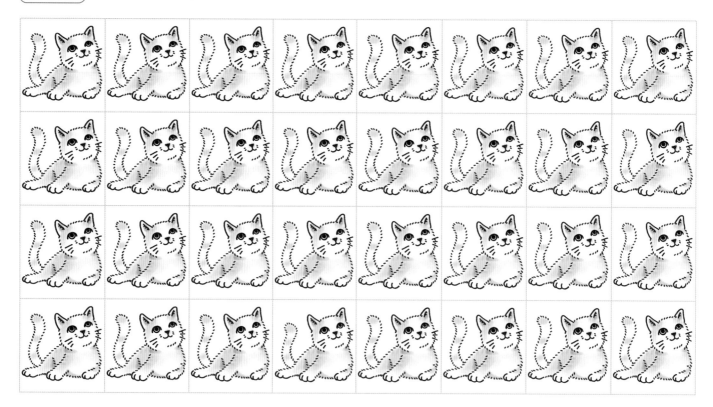

2

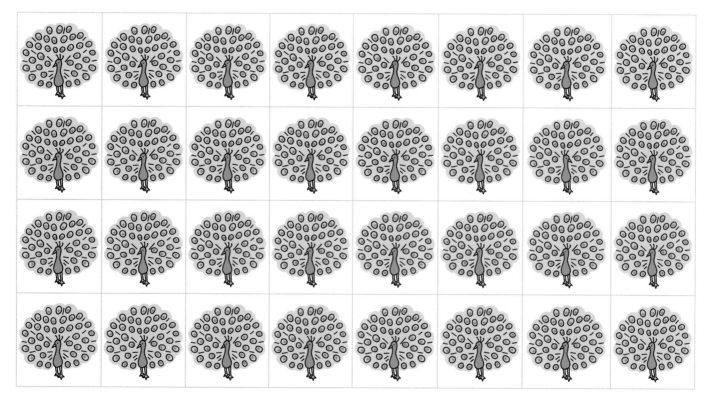

同じ絵はどれ？

それぞれ Ⓐ 〜 Ⓓ のなかに、同じ絵が
1組ずつあります。どれとどれか、アル
ファベットに ○ をつけましょう。

➡答えは87ページ

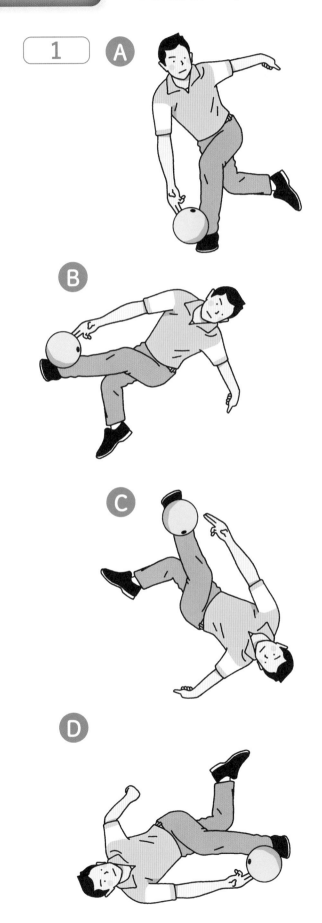

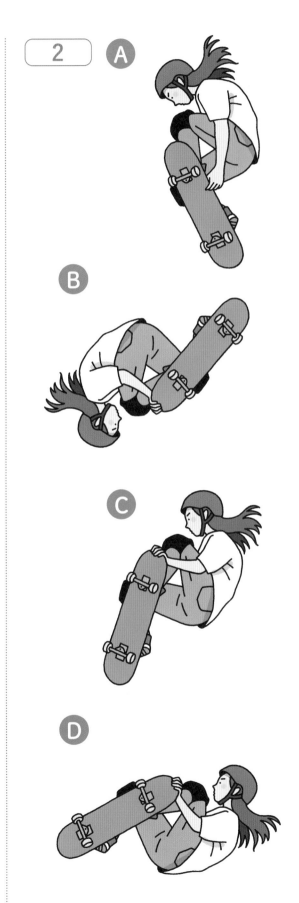

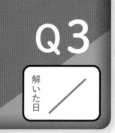

Q3

解いた日　　／

同じ組み合わせは
どれ？

Ⓐ～Ⓕのなかに、同じ組み合わせが
1組あります。どれとどれか、アルファ
ベットに○をつけましょう。

➡答えは87ページ

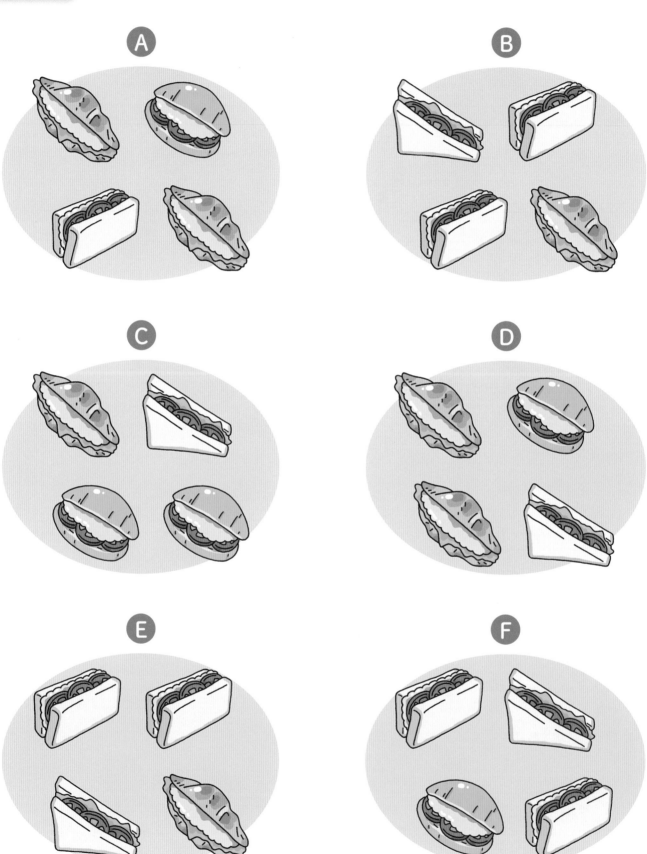

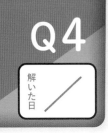

Q4 違う絵はどれ？

解いた日　　／

それぞれひとつだけ、ほかとは違う絵がまざっています。できるだけ早く見つけて、○をつけましょう。

➡答えは87ページ

1

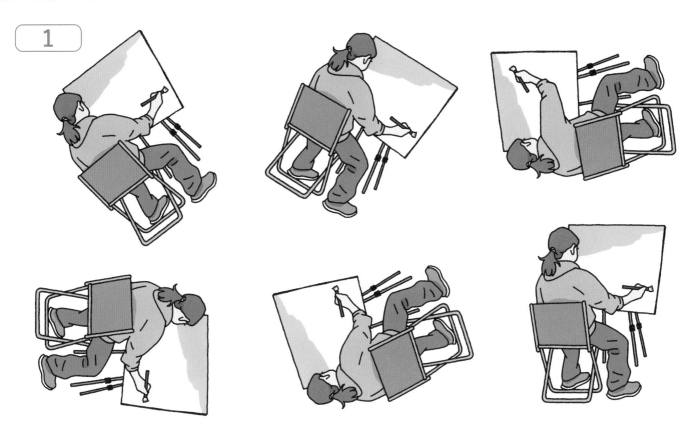

2

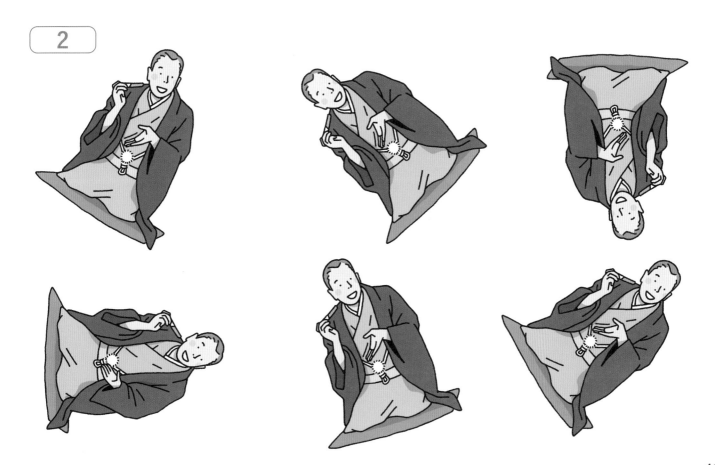

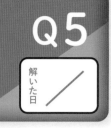

Q5

同じ絵はどれ？

本を読む姉妹の絵のなかに、同じ絵が1組あります。どれとどれか、できるだけ早く見つけて、○をつけましょう。

➡答えは87ページ

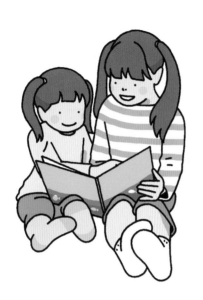

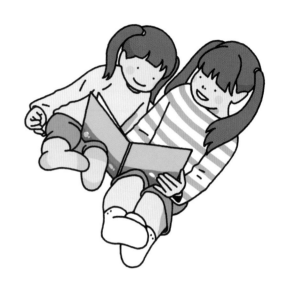

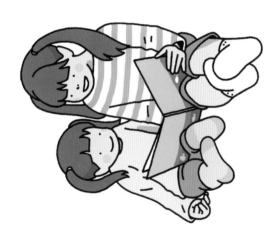

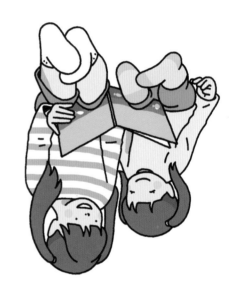

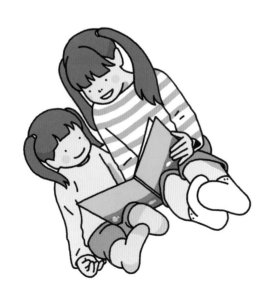

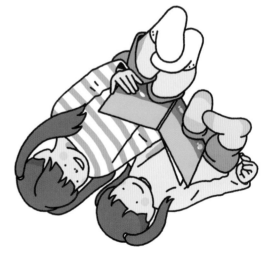

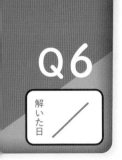

Q6

解いた日 ／

同じ組み合わせはどれ？

➡答えは87ページ

Ⓐ～Ⓕのなかに、同じ組み合わせが1組あります。どれとどれか、アルファベットに○をつけましょう。

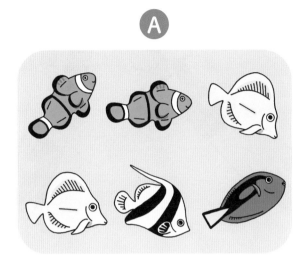

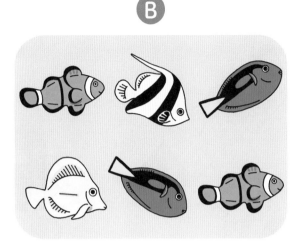

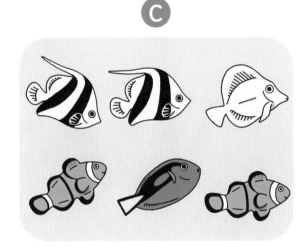

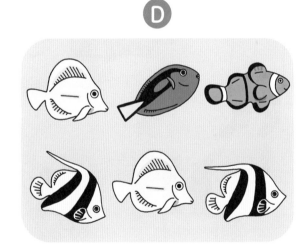

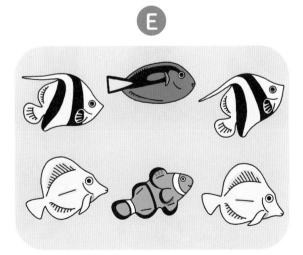

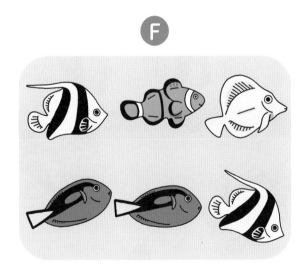

違う絵はどれ？

ひとつだけ、ほかとは違う絵がまざっています。できるだけ早く見つけて、○をつけましょう。

➡答えは88ページ

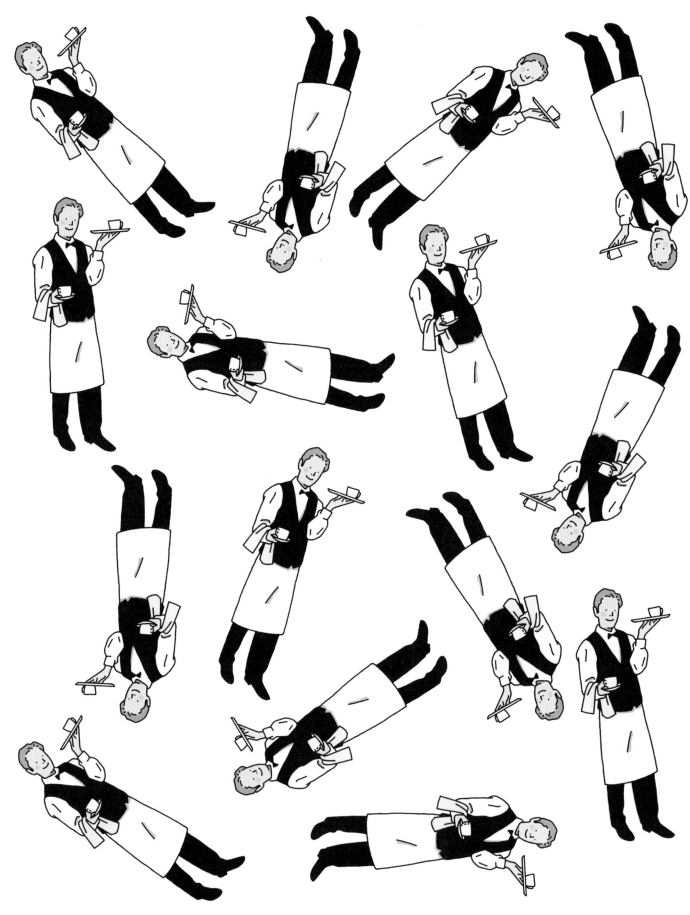

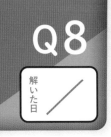

Q8 同じ組み合わせはどれ？

解いた日 ／

A～F のなかに、同じ組み合わせが1組あります。どれとどれか、アルファベットに○をつけましょう。

➡答えは87ページ

A

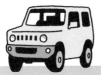 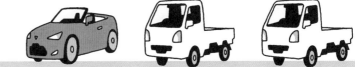 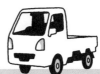 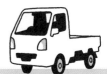

B

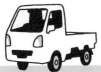 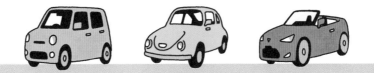 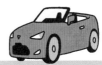

C

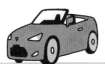 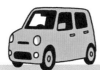 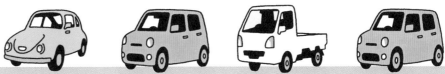 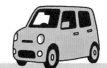

D

  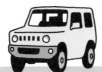 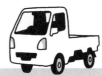 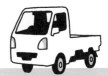

E

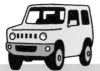 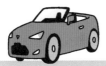 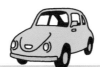 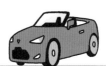 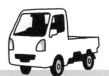

F

 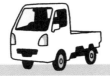 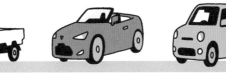 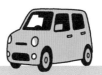 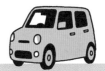

45

同じ絵はどれ？

馬に乗る人の絵のなかに、同じ絵が1組あります。どれとどれか、できるだけ早く見つけて、○をつけましょう。

➡答えは88ページ

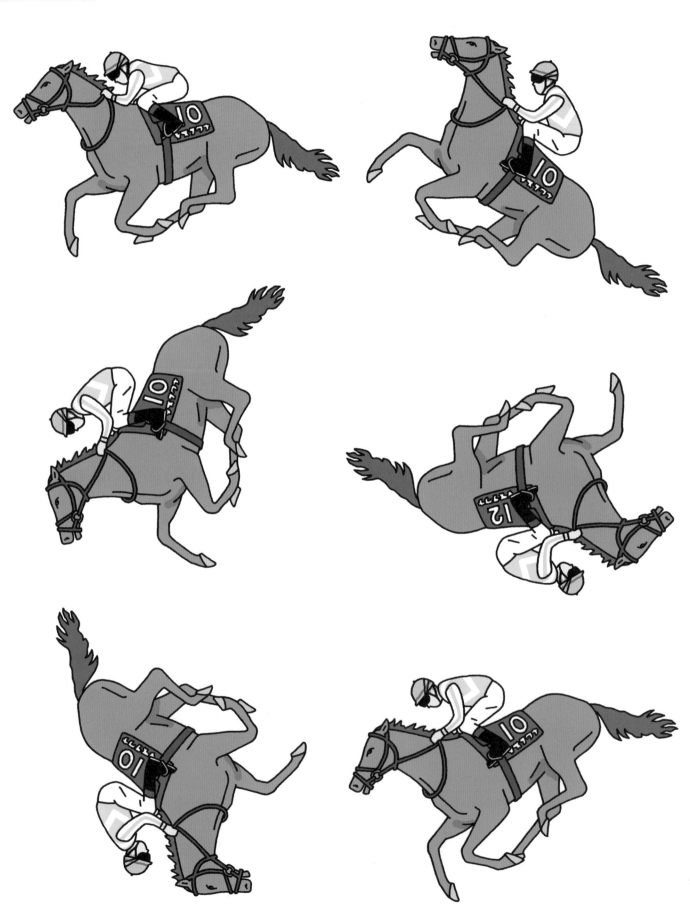

解いた日 ／

違う絵はどれ？

ひとつだけ、ほかとは違う絵がまざっています。できるだけ早く見つけて、○をつけましょう。

➡答えは88ページ

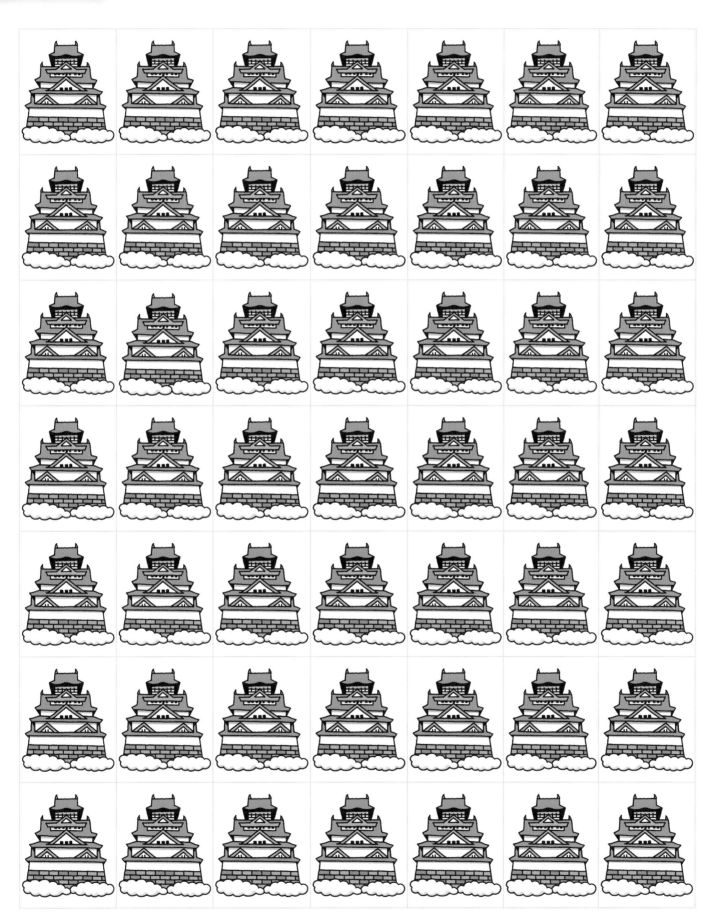

同じ絵はどれ？

学生達の絵のなかに、同じ絵が1組あります。どれとどれか、できるだけ早く見つけて、○をつけましょう。

➡答えは88ページ

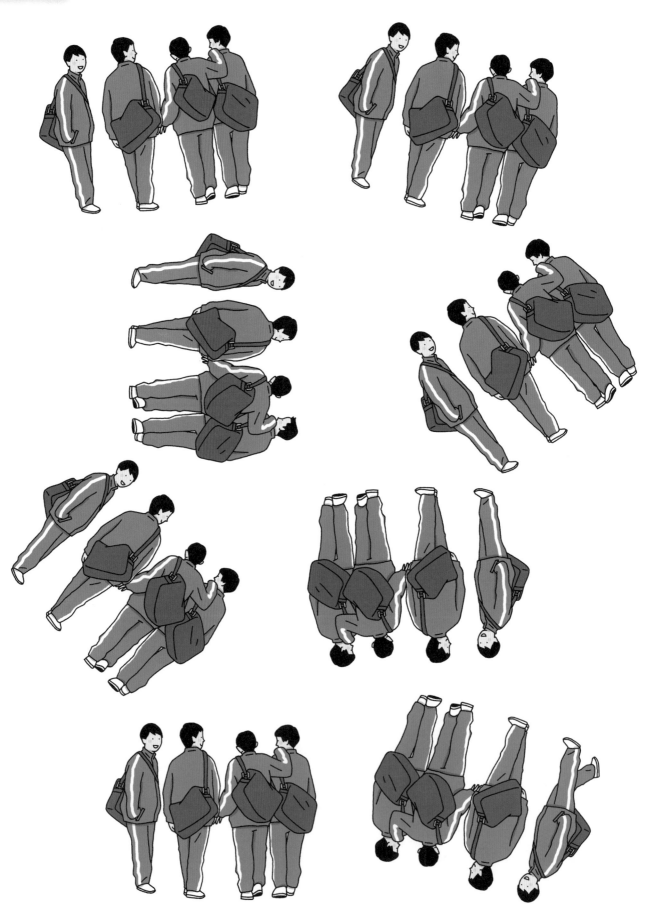

Q12 違う絵はどれ？

解いた日 ／

ラッコとアザラシの絵のなかに、ほかとは違う絵がひとつずつまざっています。できるだけ早く見つけて、○をつけましょう。

➡答えは89ページ

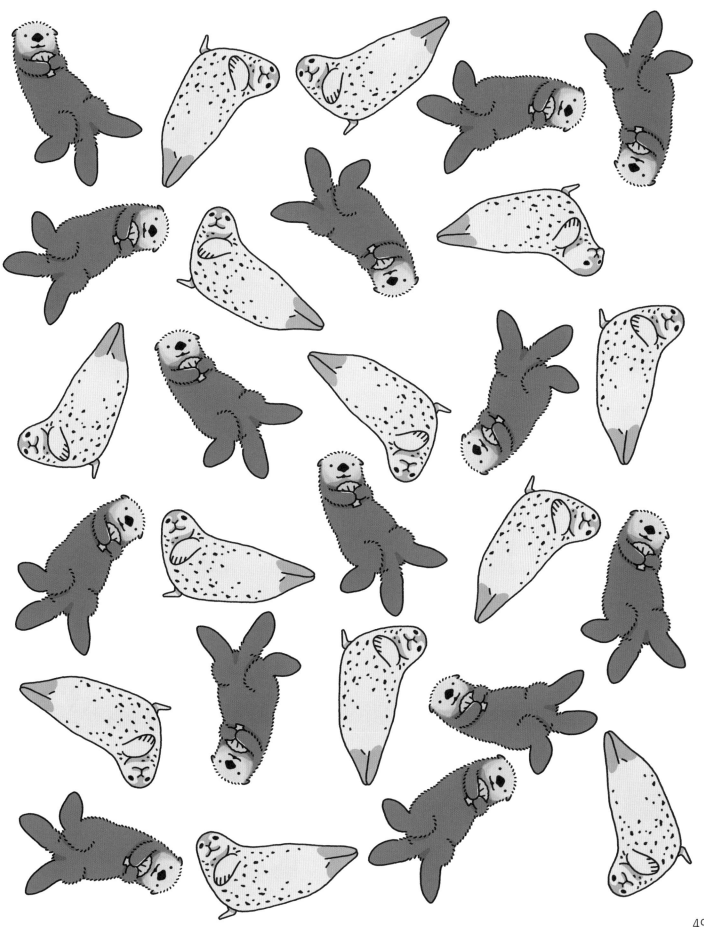

Q13 同じ組み合わせはどれ？

解いた日　／

A〜Fのなかに、同じ組み合わせが1組あります。どれとどれか、アルファベットに○をつけましょう。

➡答えは87ページ

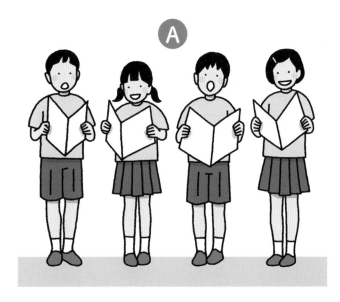

A

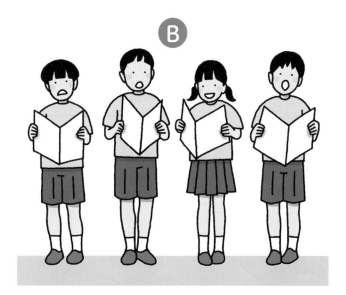

B

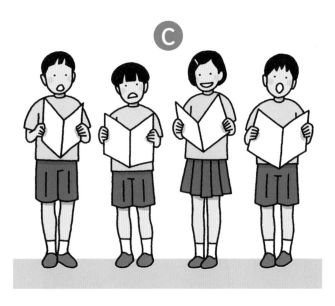

C

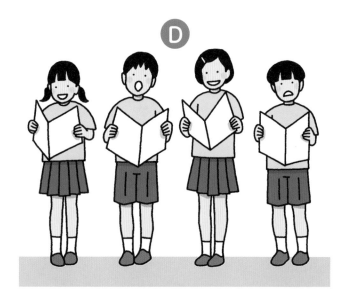

D

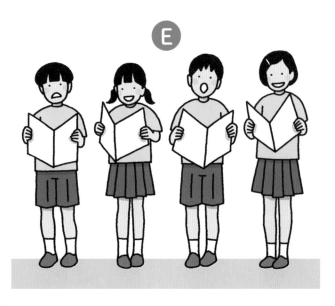

E

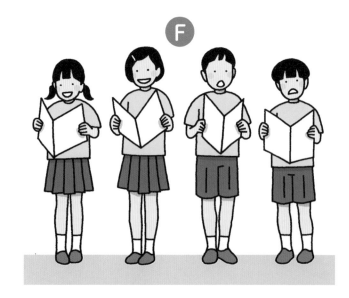

F

違う絵はどれ？

地図を見る男性と歩く女性の絵のなかに、ほかとは違う絵がひとつずつまざっています。できるだけ早く見つけて、○をつけましょう。

➡答えは89ページ

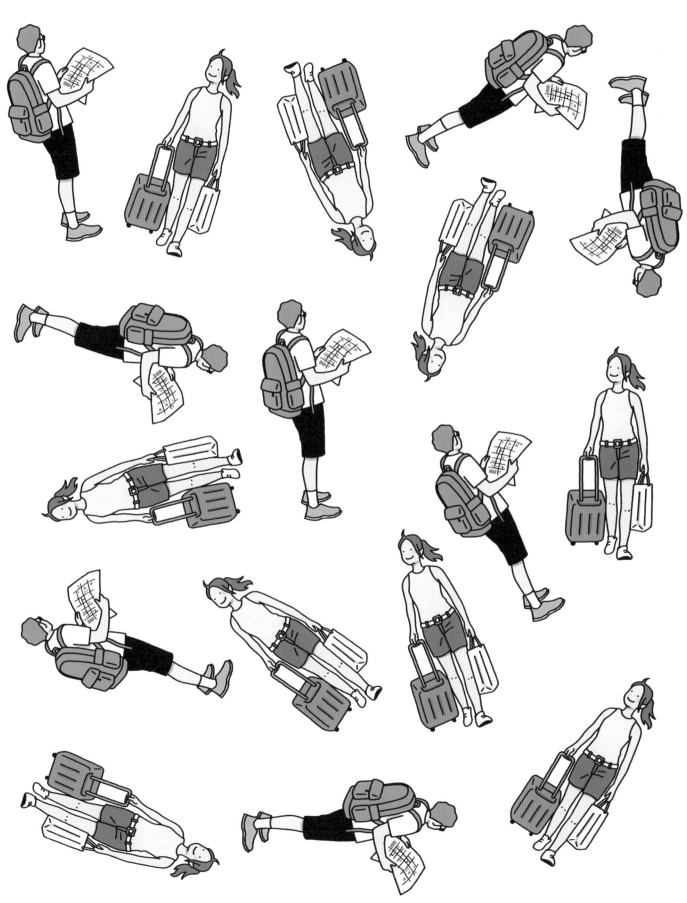

違う絵はどれ？

ひとつだけ、ほかとは違う絵がまざっています。できるだけ早く見つけて、○をつけましょう。

➡答えは89ページ

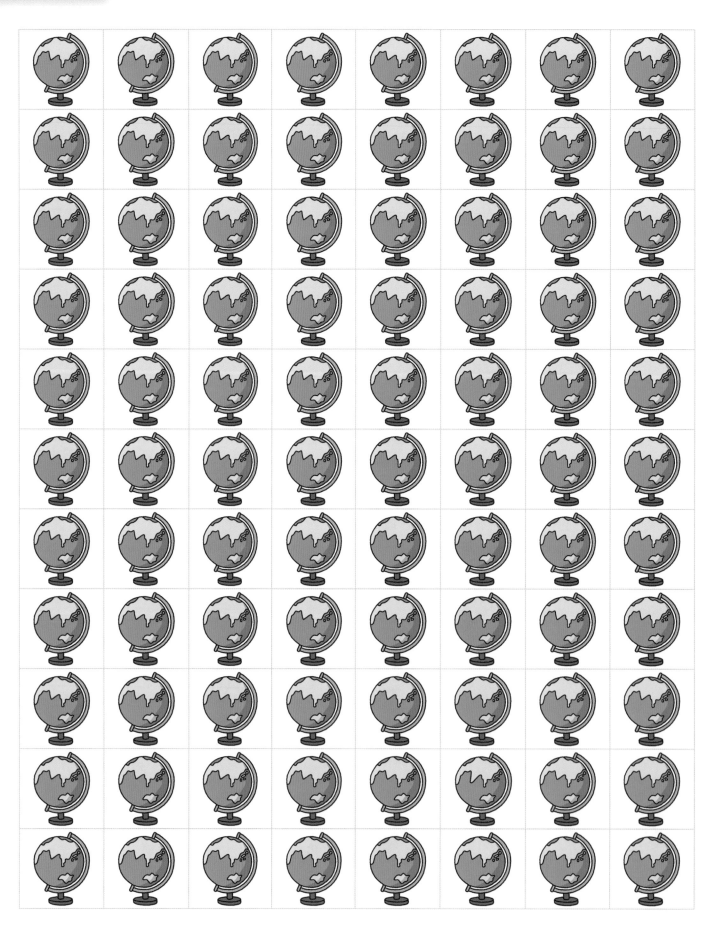

大量間違い探し

人がたくさん集まる年中行事の風景に、
多くの間違いを散りばめました。
間違いを見つけても印はつけずに、数を数えながら探していくと
ワーキングメモリを効果的にきたえられます。

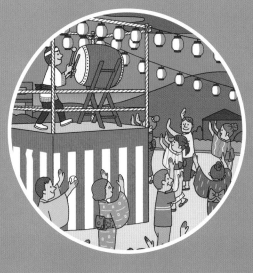

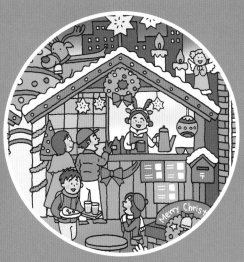

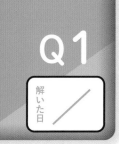

Q1 出初式

間違い **30** か所 ➡答えは90ページ

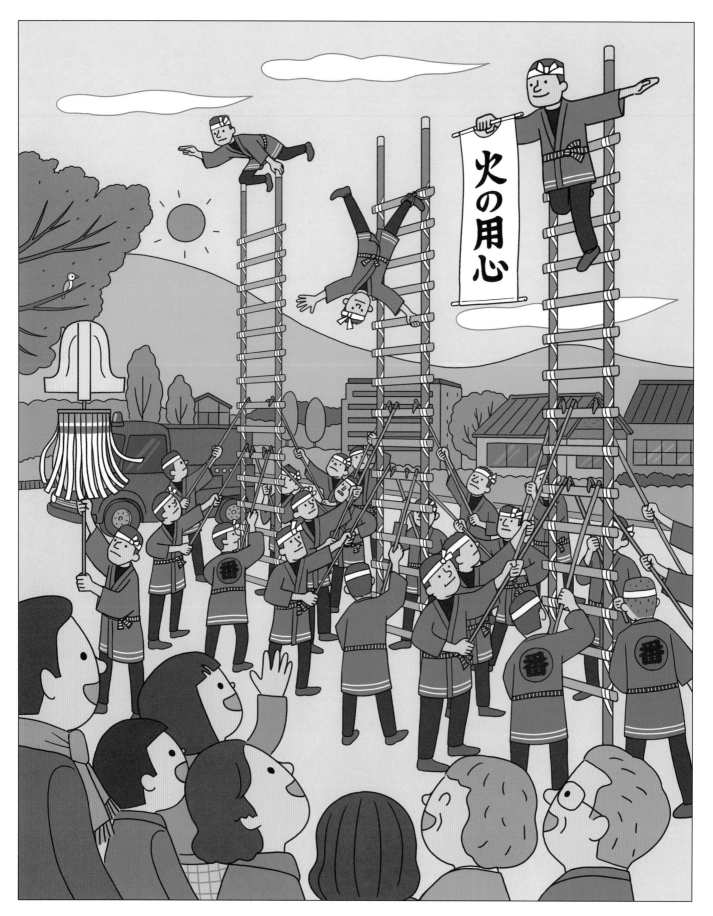

起源は江戸時代、上野東照宮で定火消によって行われた出初が、現在のような出初式のはじまり
といわれている。伝統の梯子乗りに使われる梯子の高さは6.5m。梯子の上で披露される華麗な
技の数々や、消防車の迫力ある一斉放水に、会場は大きな拍手と歓声があふれる。

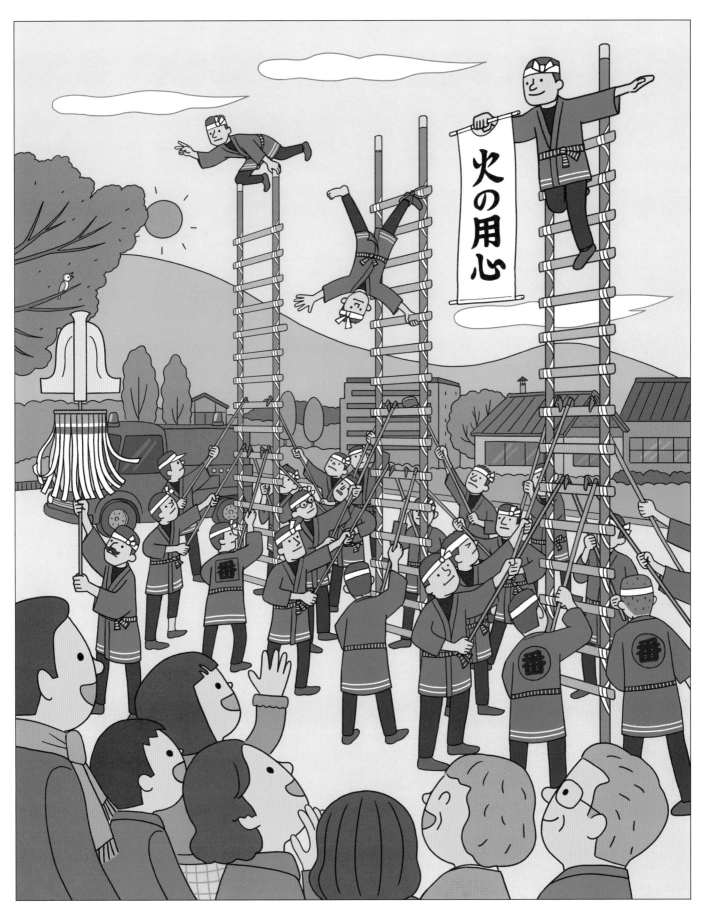

小学校の入学式

間違い **30** か所 ➡答えは90ページ

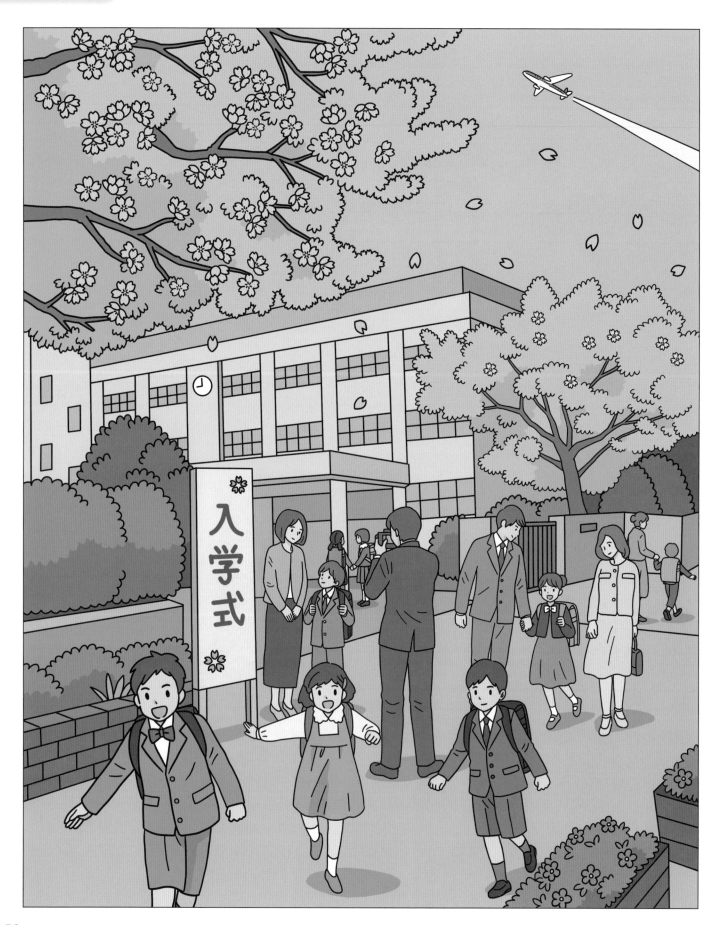

小学校の入学式が4月の行事として定着したのは明治時代中頃のこと。学校には桜が多く植えられたことから、いつしか記念撮影は満開の桜の下が定番に。しかし桜の開花時期は年々早まり、近年では入学式の時期とはあわず、桜の咲いているときに入学式の格好をして前撮りする親もいるとか。

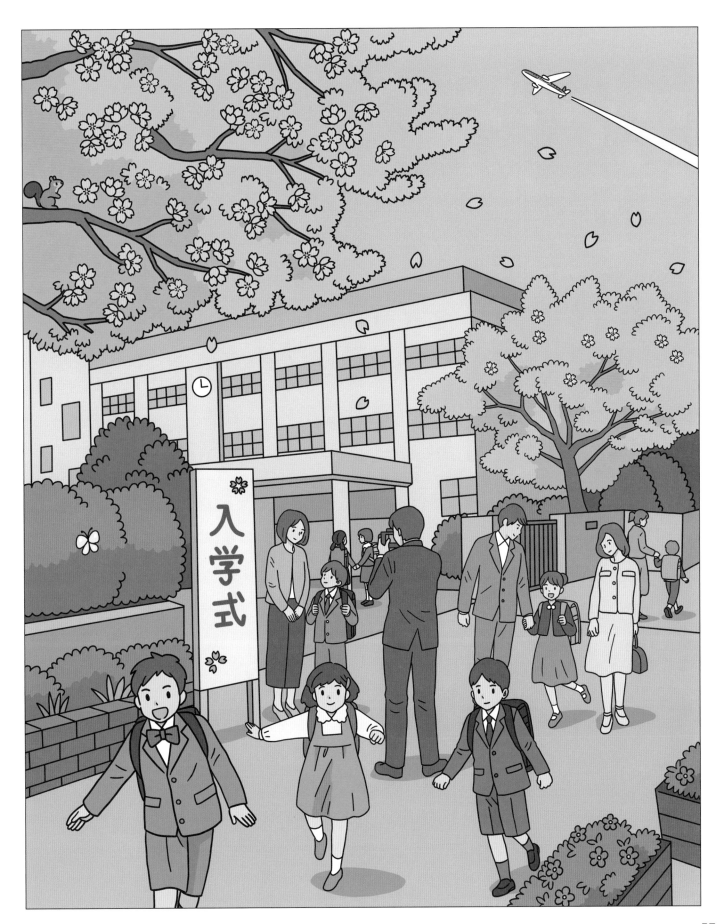

盆踊り

間違い **40** か所 ➡答えは91ページ

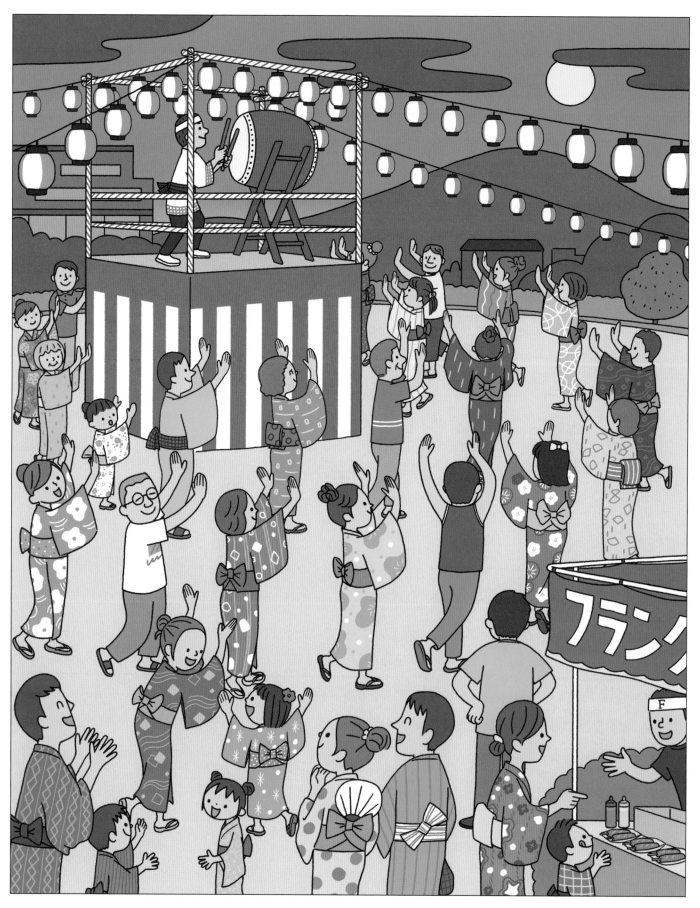

流れる音楽にあわせて老若男女が踊る光景は、日本の夏の風物詩。盆踊りで流れる曲は地域によってさまざまで、『炭坑節』『東京音頭』『河内音頭』などの定番の民謡のほか、『きよしのズンドコ節』や『ダンシング・ヒーロー』といった、演歌やポップスを流して踊る地域も。

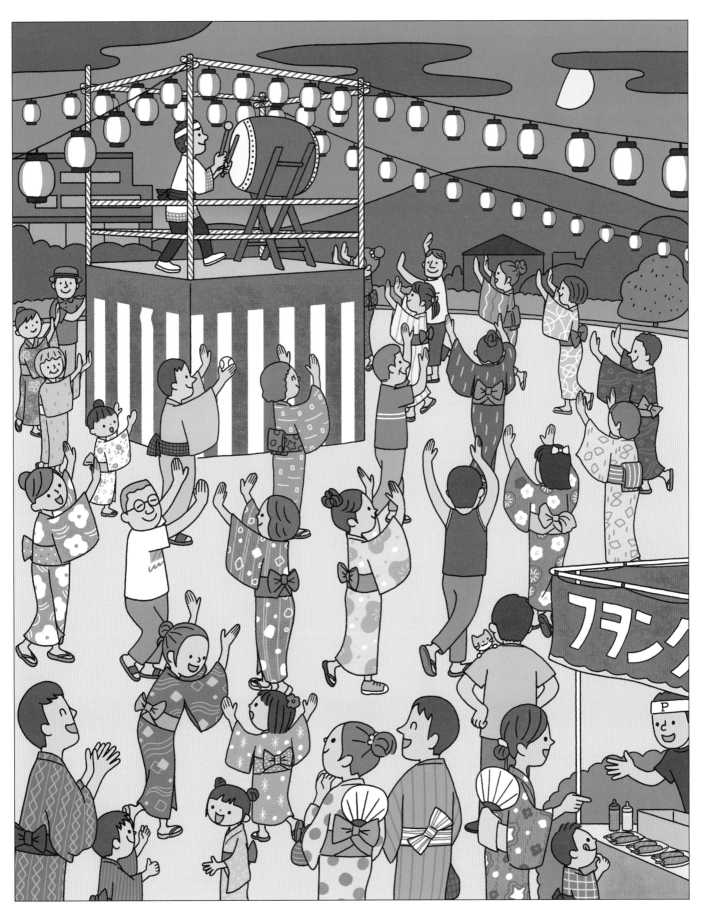

Q4 ハロウィン

間違い **50** か所 ➡答えは91ページ

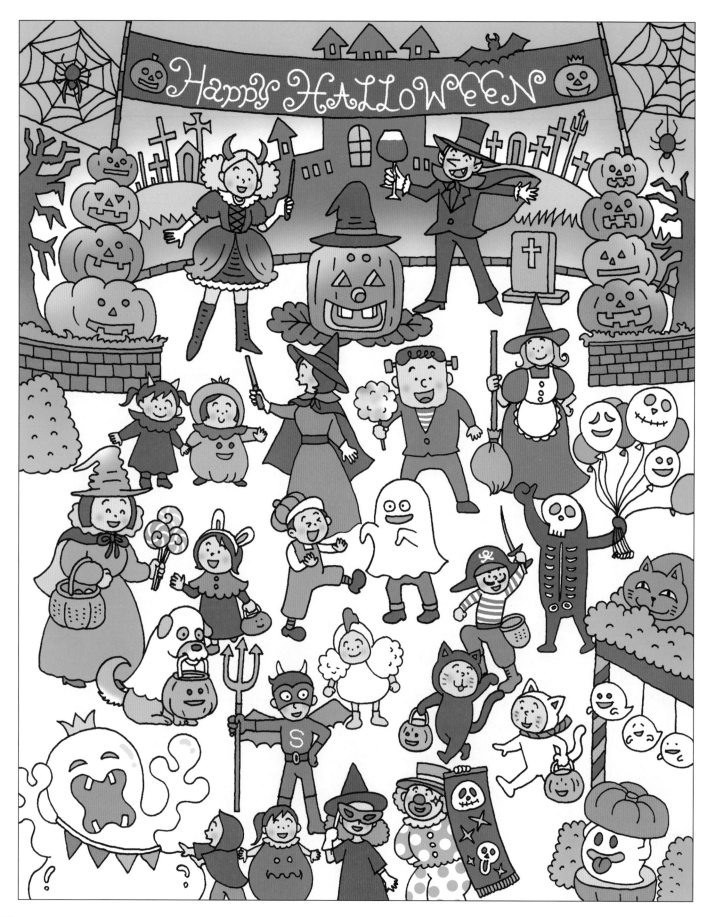

60

欧米で秋の収穫を祝う祭りや、悪霊を追い払う儀式として行うハロウィン。日本で定着しだしたのは平成に入ってからといわれ、現在では仮装して集まるイベントも多く行われるように。子どもたちがおばけや魔女に仮装してお菓子をもらいに家をまわる姿はほほえましい。

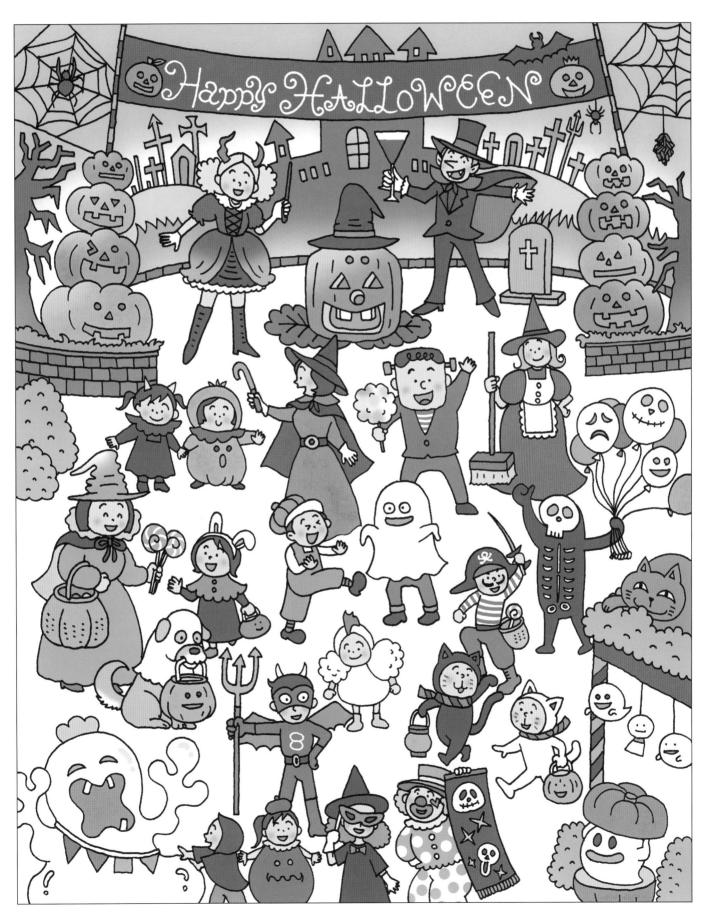

Q5

クリスマスマーケット

間違い **50** か所 ➡答えは92ページ

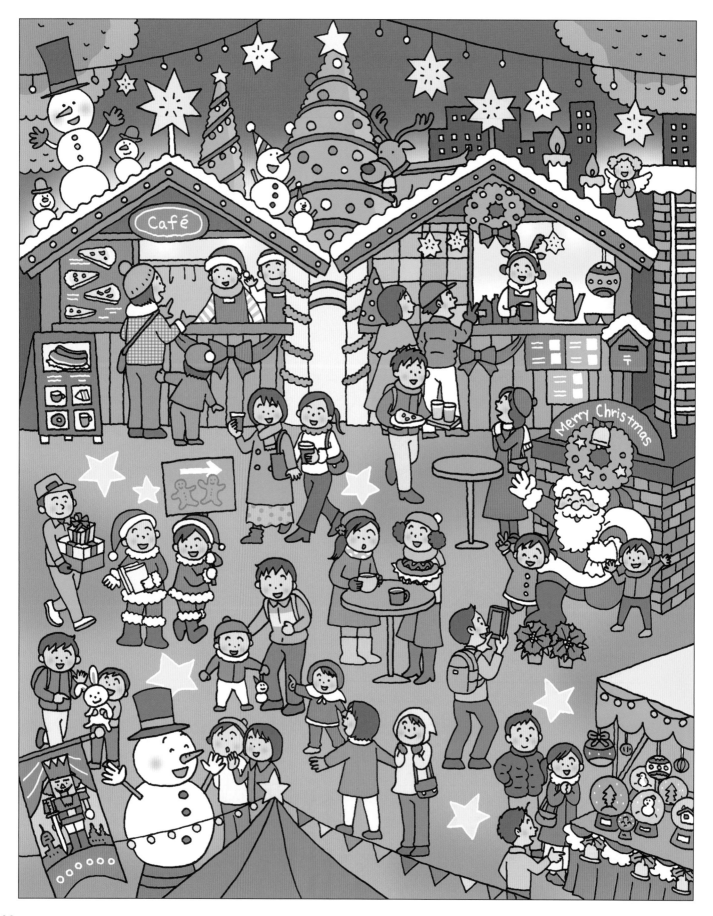

最近では日本の都市でも開かれるようになったクリスマスマーケット。ドイツから広まったイベントで、クリスマスツリーなどが華やかに飾られた広場に、ホットワインなどの飲み物や、雑貨などの出店が並び、寒い冬の日を明るく彩る。

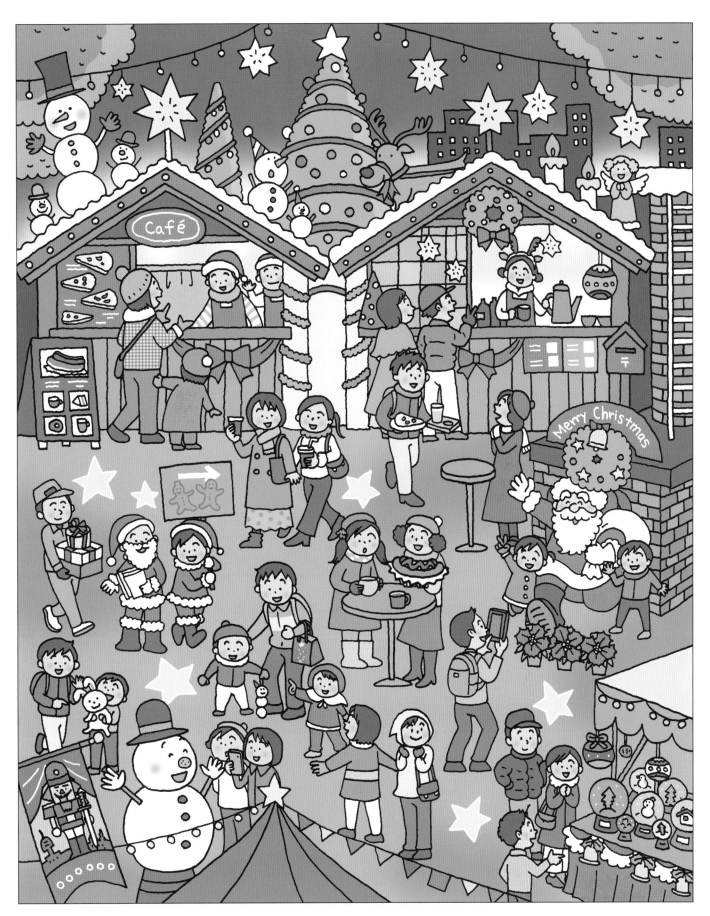

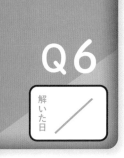

骨董市

間違い **18** か所 ➡ 答えは92ページ

掘り出し物に出会えるかもしれない骨董市は、まさに宝探し。開催日は週末が多く、大江戸骨董市（東京都）や北野天満宮の天神市（京都府）など、毎月行われるものや、平和島骨董まつり（東京都）など期間を限定して行われるものもある。

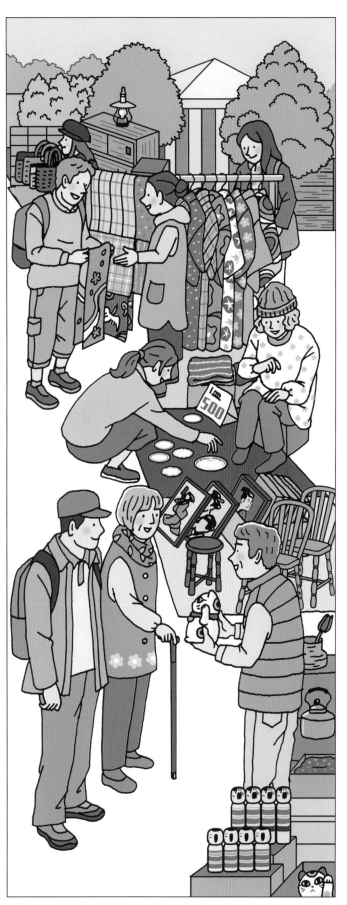

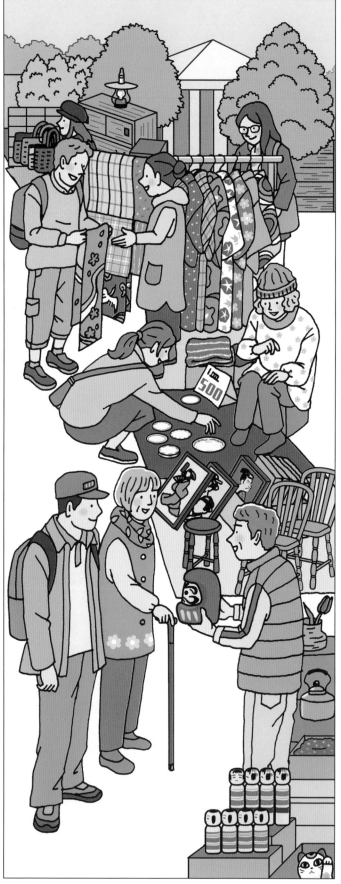

Part 4

昭和の街角

昔懐かしい駅の改札やデパートの屋上遊園地など、
昭和によく見かけた風景を間違い探しにしました。
空間認知力がより必要になる、2枚の絵が左右反転している問題もあります。
よ〜く見比べて、小さな違いを発見してください。

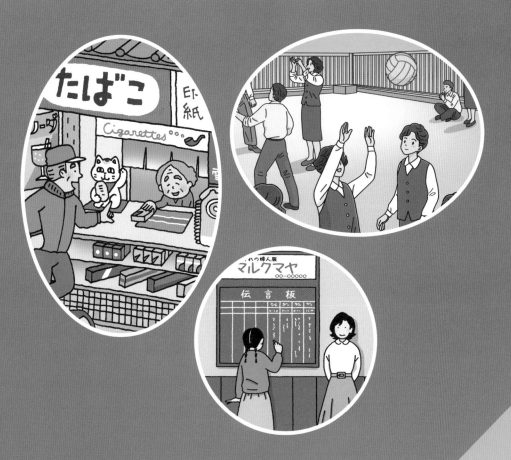

映画館でデート

間違い **8** か所　➡答えは93ページ

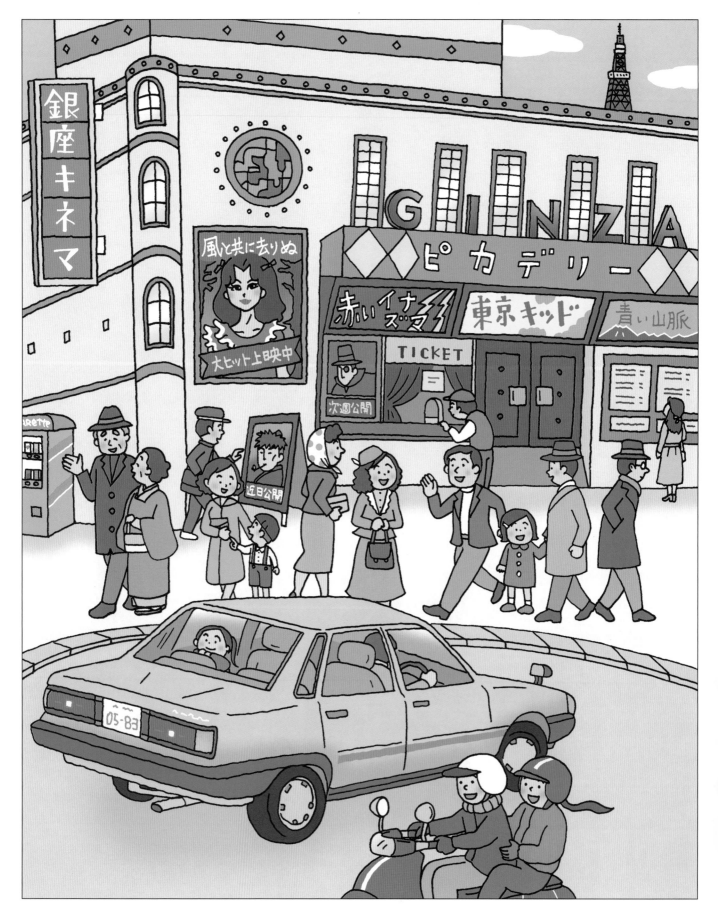

テレビが家庭に普及する前、国民の娯楽といえば映画で、街のあちらこちらに映画館があったもの。昭和30年代は、映画1本60〜150円前後だった。当時は「2本立て」の同時上映が当たり前で、映画1本分の料金で2作品見ることができた。

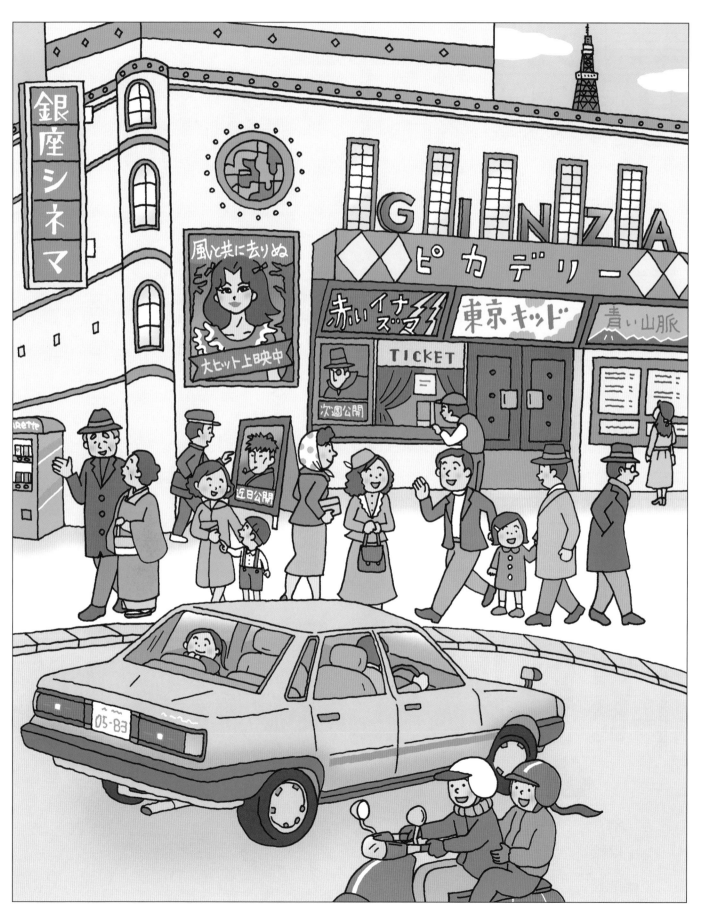

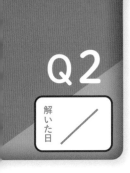

改札の風景

間違い **7** か所 ➡答えは93ページ

どこの駅にも改札を出たところにかけられていた伝言板。時間を過ぎても相手が現れないと、備えつけのチョークで「○○くん、先に行きます」などと伝言を残したもの。駅員さんの切符切りの姿とともに懐かしい風景だ。

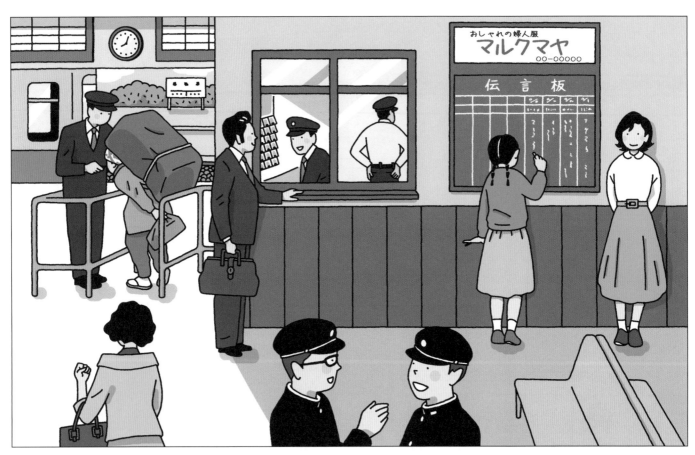

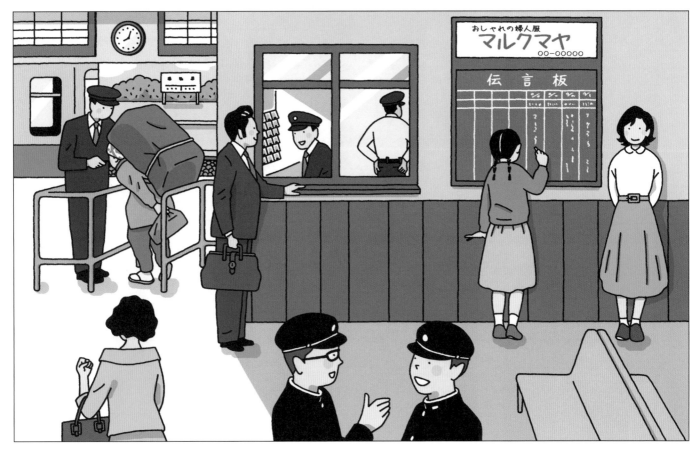

バスガール

解いた日 ／

間違い **7** か所 ➡答えは93ページ

「東京のバスガール」という歌がヒットしたのは昭和30年代だが、腰にがま口バッグを提げた女性車掌は、大正時代から女性の憧れの職業のひとつだったとか。昭和30〜40年代のワンマン化により車掌は廃止されていくことに。

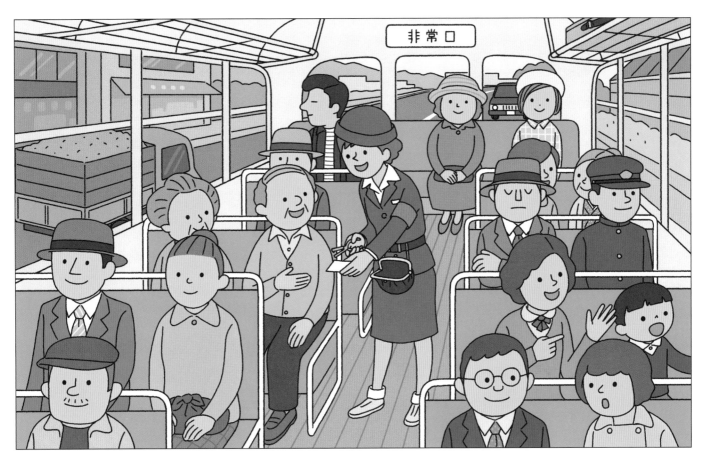

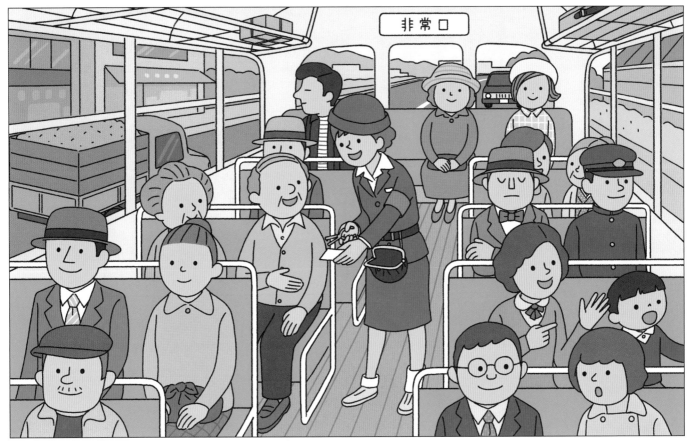

昼休みにバレーボール

間違い **8** か所 ➡答えは93ページ

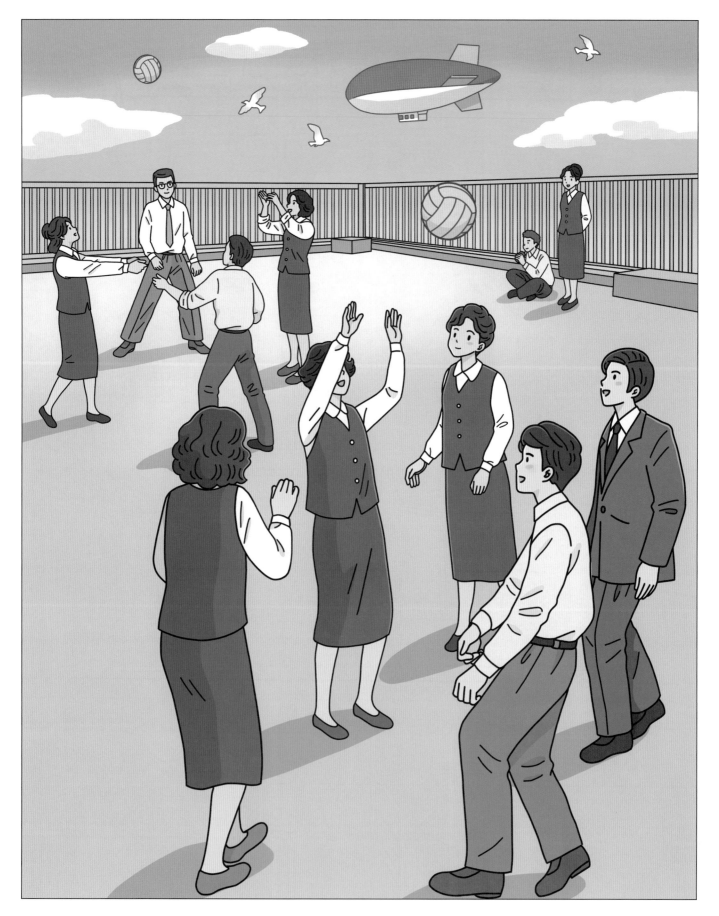

まだ高層ビルがなかった時代、オフィスビルでは昼休みに、社員たちが屋上でバレーボールをする光景が見られたもの。映画やドラマでおなじみのストーリーは、「ボールとってくださ〜い」が、きっかけの男女の出会い。女性社員は腰掛けで、寿退社が当たり前という時代だった。

★左右反転させた絵から間違いを見つける問題です。

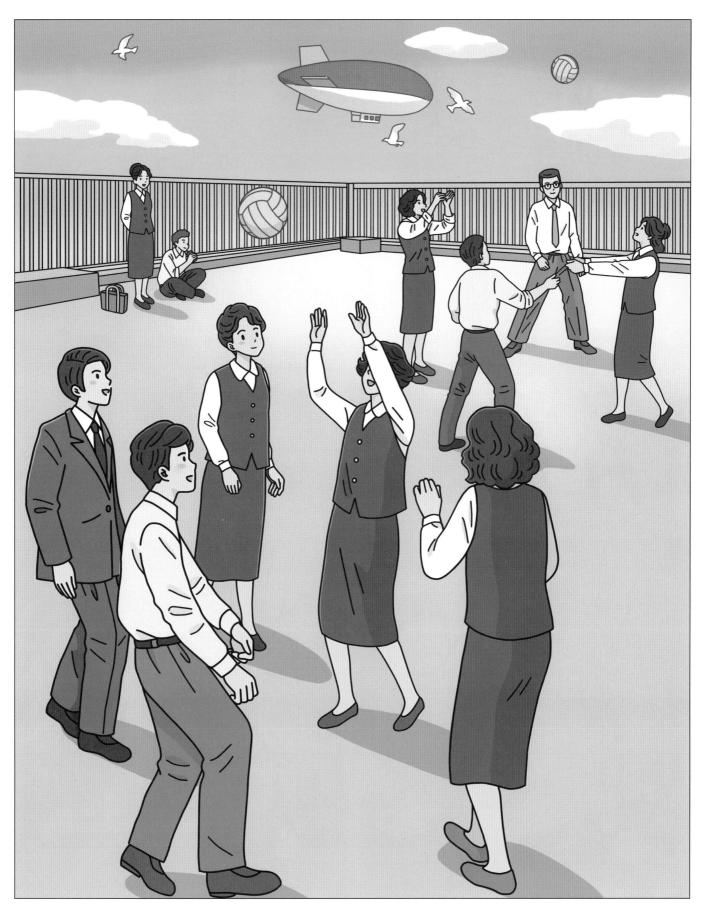

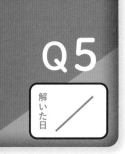

Q5 デパートの屋上遊園地

解いた日 ／

間違い **8** か所 ➡答えは94ページ

昭和30〜40年代、日本各地にデパートが続々と建てられ、屋上には決まって遊園地が設置された。小さな観覧車や子ども用列車などのアトラクションが多く、子どもたちにとって夢のような場所だった。

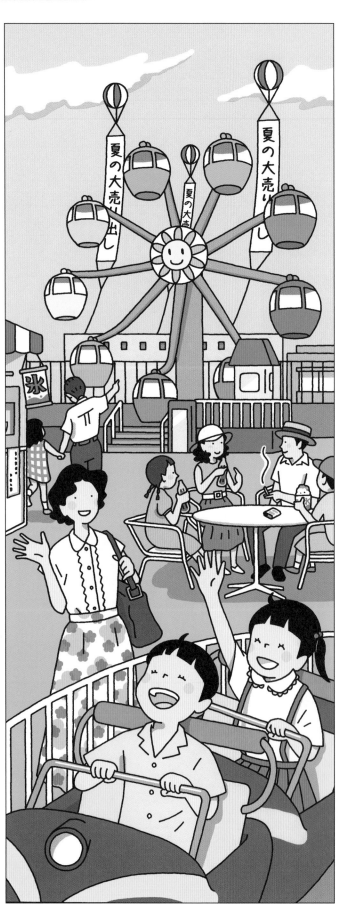

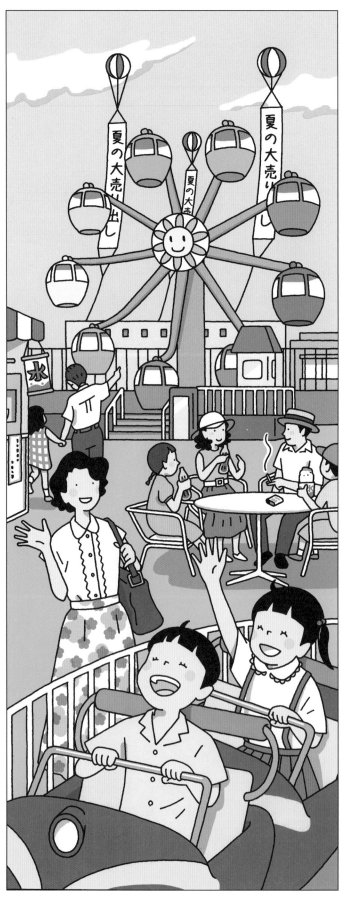

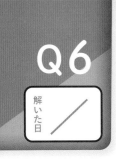

Q6

解いた日　／

チンドン屋さん

間違い **8** か所　➡答えは94ページ

街に新しい店が開店する日、派手な衣装を身につけて宣伝するチンドン屋に、子どもたちの目は釘づけだった。行列の先頭を行くちんどん太鼓は、鉦・締太鼓・大胴の3つの打楽器を組み合わせた、チンドン屋ならではの楽器。

★左右反転させた絵から間違いを見つける問題です。

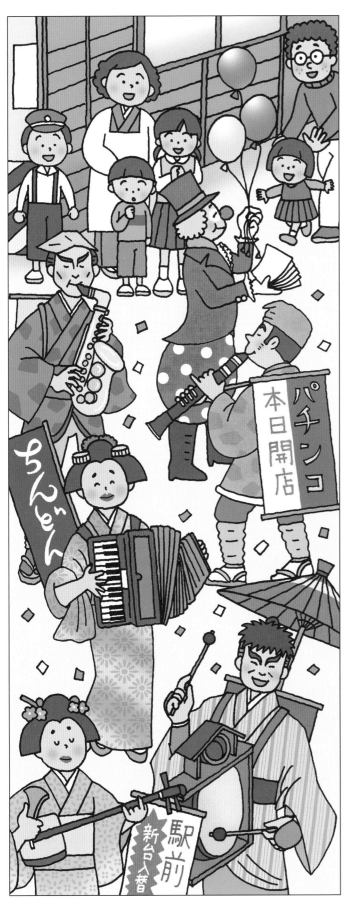

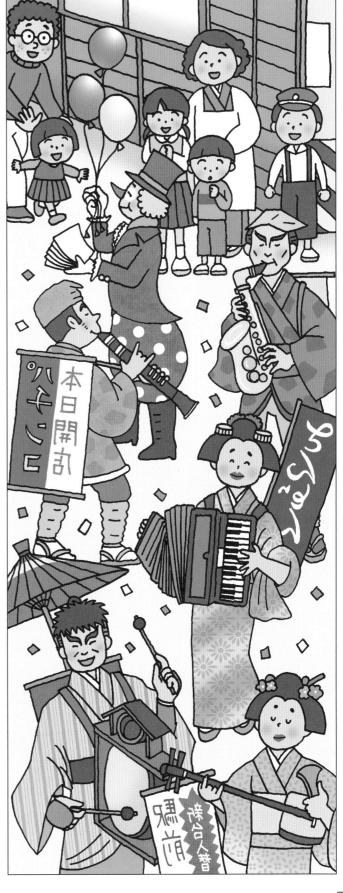

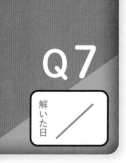

Q7 喫茶店の楽しみ

解いた日　／

間違い **10** か所　➡答えは94ページ

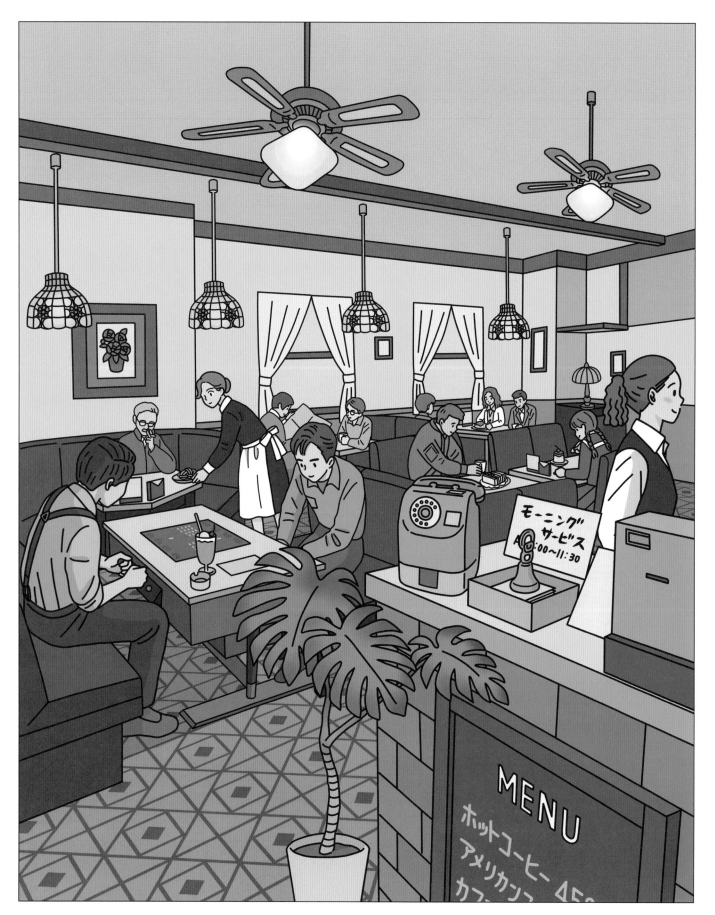

昭和20〜30年代、コーヒー豆の輸入量の増加とともに喫茶店が急増。名曲喫茶やジャズ喫茶など、オーナーの個性があふれるさまざまな喫茶店が誕生した。昭和50（1975）年頃には、店内にゲームテーブルが導入され、若者が夢中になった。

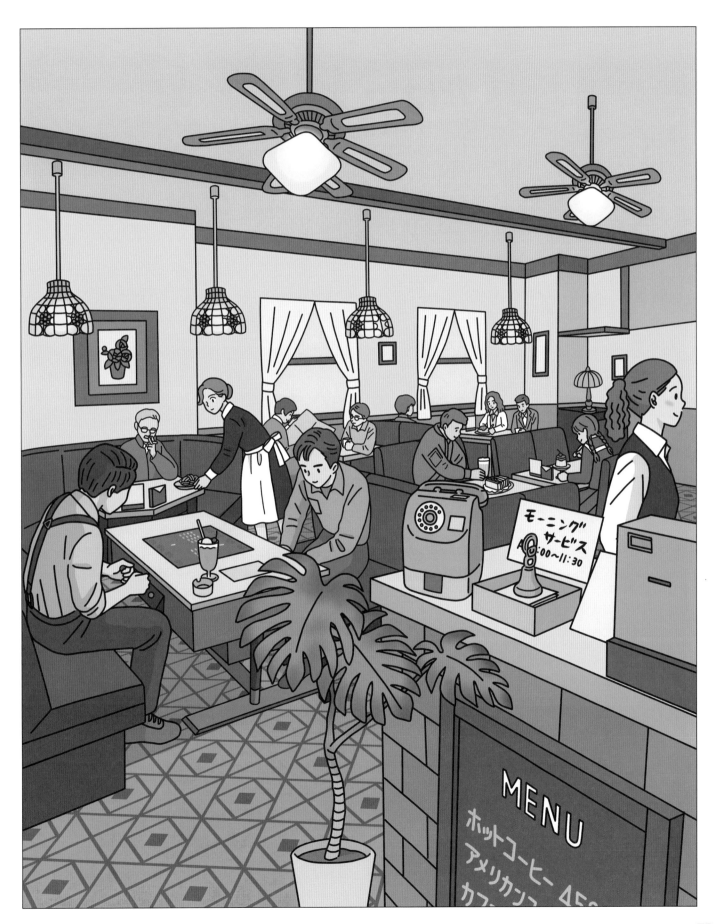

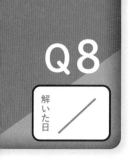

Q8 たばこ屋さん

間違い **8** か所 ➡答えは94ページ

たばこ屋のカウンター式のショーウインドーは、昭和前期に定着した販売形態。店先にはさまざまな銘柄の箱が並び、公衆電話が置かれていた。道の曲がり角にあることが多く、郵便切手や宝くじの販売をしている店もあった。

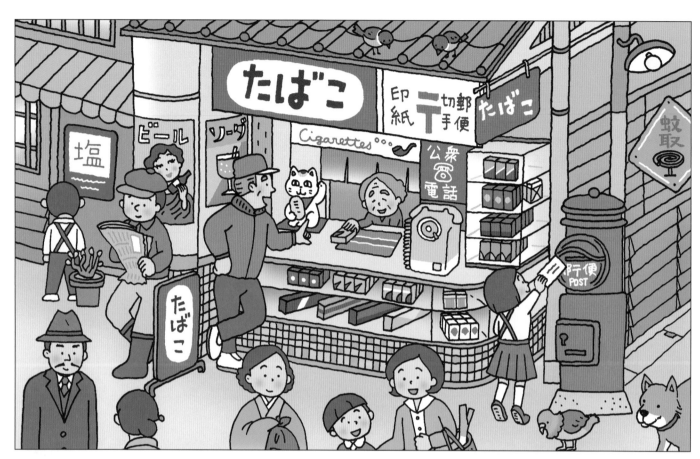

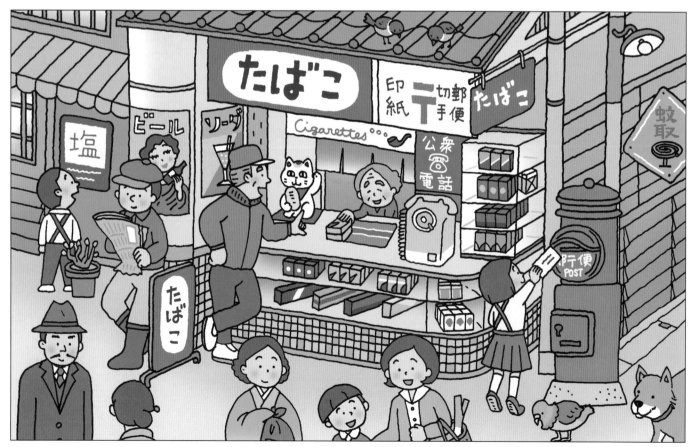

そば屋の出前

Q9

解いた日 ／

間違い **8** か所 ➡答えは95ページ

自転車をこぎながら片手でせいろを支える技は、驚きの一言。ときには10段以上積むこともあったとか。昭和30年代には、バイクに取りつける振り子型の出前機が開発され、出前をする人の姿が変わっていった。

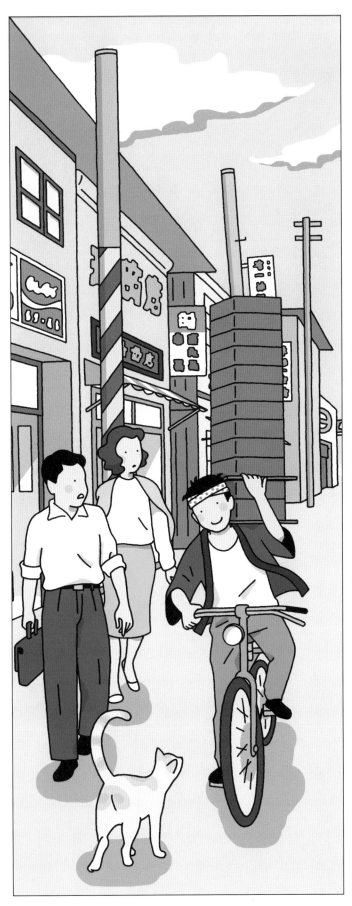

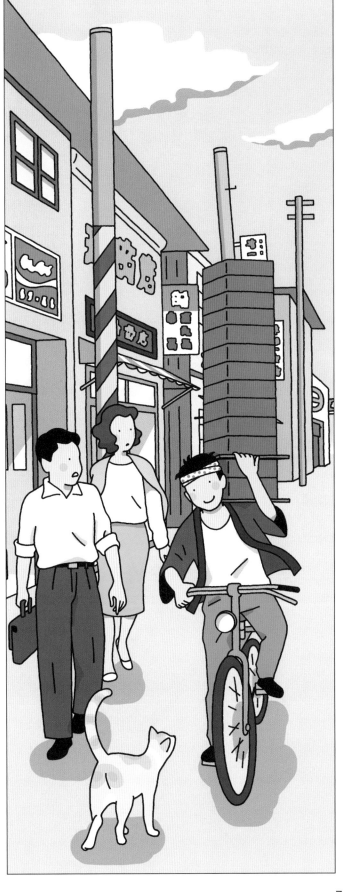

Q10 子どもの遊び

解いた日 ／

間違い **12**か所 ➡答えは95ページ

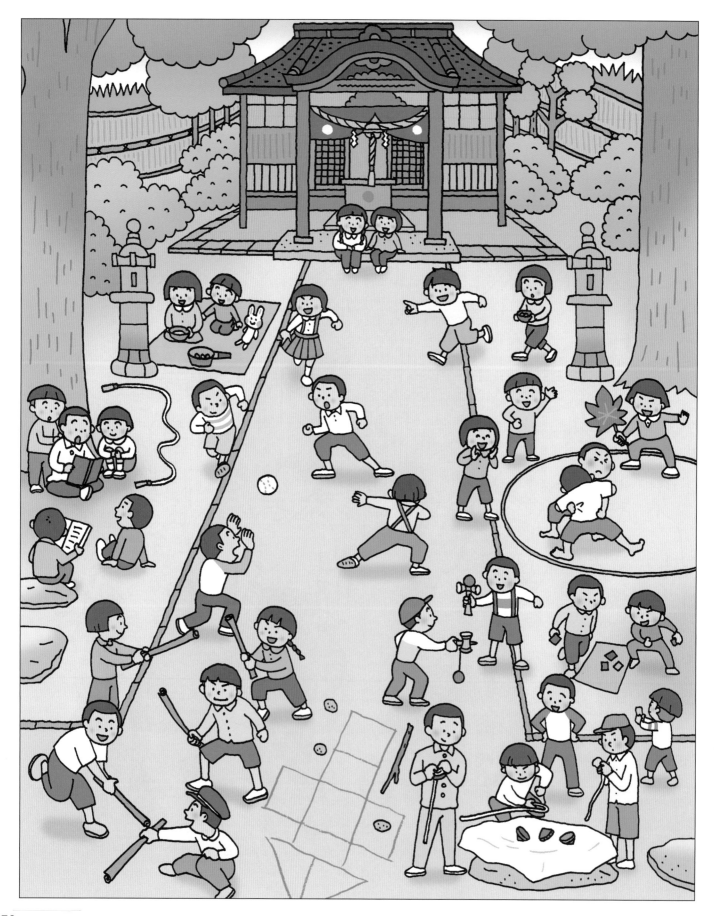

遊具があるような公園などない昭和中期、子どもたちは神社の境内や空き地、原っぱなどで駆け回っていたもの。三角ベースやおままごと、チャンバラごっこなどなど、学校が終わるとあたりは子どもたちの歓声であふれ、あっというまに暗くなるほど、無我夢中で遊んでいた。

★左右反転させた絵から間違いを見つける問題です。

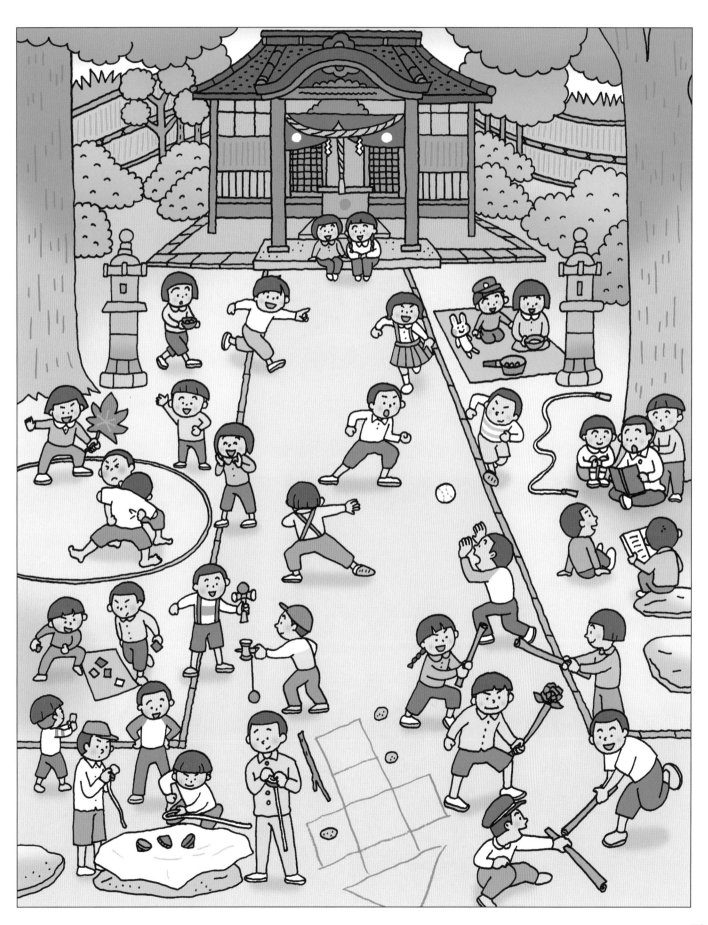

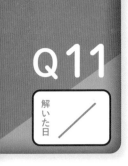

Q11 ラーメンの屋台

解いた日　／

間違い **8** か所 ➡答えは95ページ

移動式屋台が普及したのは戦後のこと。昭和の駅前や街角には、夜になると屋台の温かな光が灯っていた。昭和30〜40年代のラーメンは1杯50〜100円前後。値段は何倍にもなってしまったが、今もその風情が残る街もある。

★左右反転させた絵から間違いを見つける問題です。

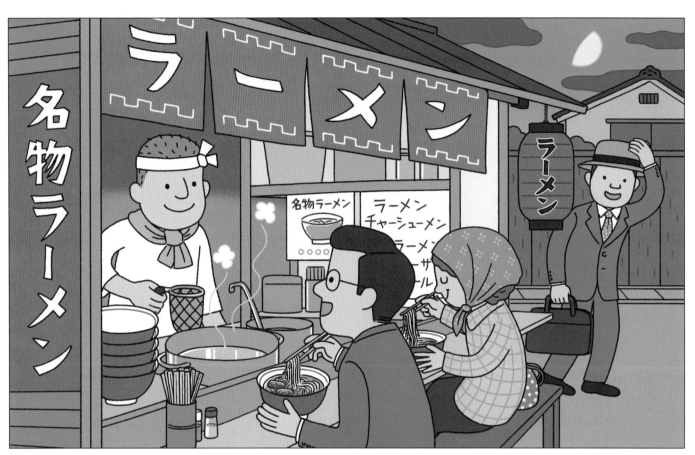

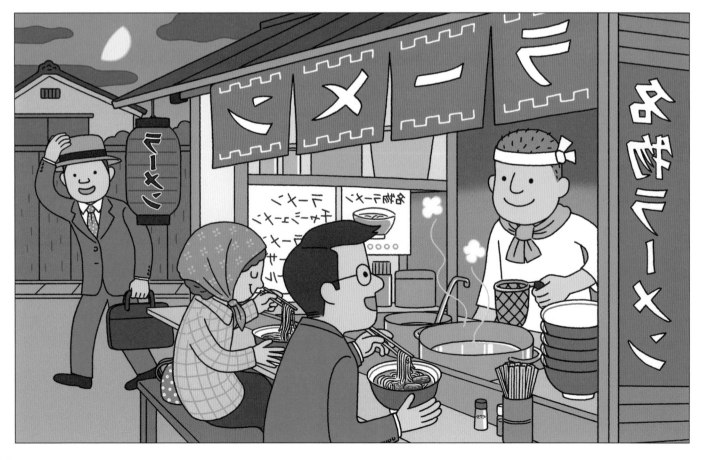

違う文字はどれ？

漢字の「咲」と「澄」のなかに、違う文字が2つずつまざっています。
できるだけ早く見つけて、○をつけましょう。

➡答えは96ページ

1

咲咲咲咲咲咲咲咲咲咲咲咲咲咲咲咲咲咲
咲咲咲咲咲咲咲咲咲咲咲咲咲咲咲咲咲咲
咲咲咲咲咲咲咲咲咲咲咲咲咲咲咲咲咲咲咲
咲咲咲咲咲咲咲咲咲咲咲咲咲咲咲咲咲咲
咲咲咲咲咲咲咲咲咲咲咲咲咲咲咲咲咲咲
咲咲咲咲咲咲咲咲咲咲咲咲咲咲咲咲咲咲
咲咲咲咲咲咲咲咲咲咲咲咲咲咲咲咲咲咲
咲咲咲咲咲咲咲味咲咲咲咲咲咲咲咲咲咲

2

澄澄澄澄澄澄澄澄澄澄澄澄澄澄澄澄澄
澄澄澄澄澄澄澄澄澄澄澄澄澄澄澄澄澄
澄澄澄澄澄燈澄澄澄澄澄澄澄澄澄澄
澄澄澄澄澄澄澄澄澄澄澄澄澄澄澄澄澄
澄澄澄澄澄澄澄澄澄澄澄澄澄澄澄澄澄
澄澄澄澄澄澄澄澄澄澄澄澄澄澄澄澄澄
澄澄澄澄澄澄澄澄澄澄澄澄澄澄澄澄澄
澄澄澄澄澄澄澄澄澄澄澄澄潜澄澄澄澄

答え

Q1　6ページ 小樽運河

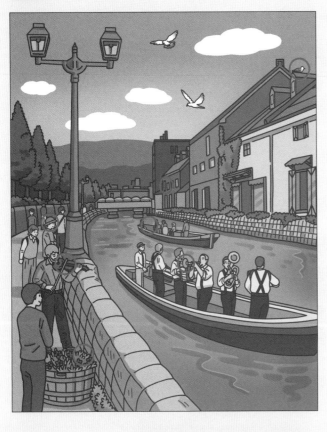

Q2　8ページ ねぶたの家　ワ・ラッセ

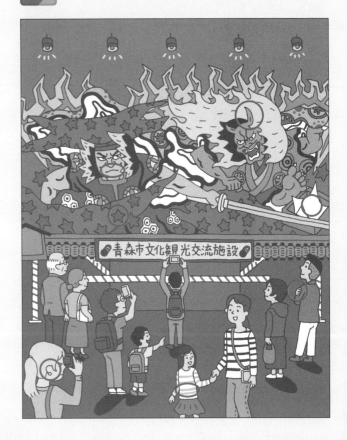

Q3　10ページ
鶴岡市立
加茂水族館

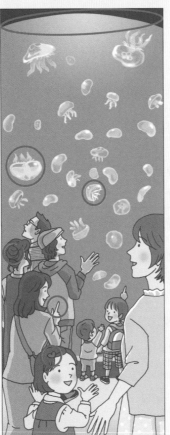

Q4　11ページ 松島

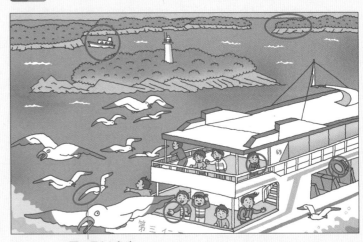

翼の長さと角度

Q5 12ページ 国営ひたち海浜公園

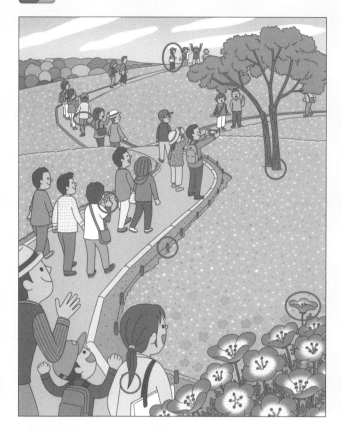

Q6 14ページ 伊香保温泉

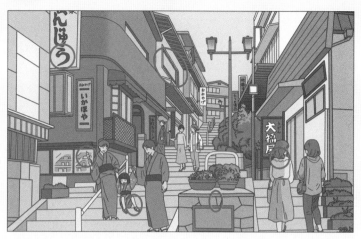

Q7 15ページ 地獄谷野猿公苑

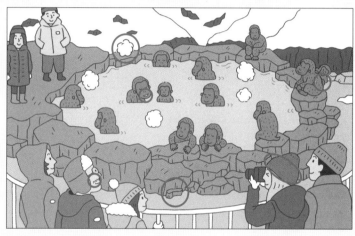

Q8 16ページ 立山黒部・雪の大谷

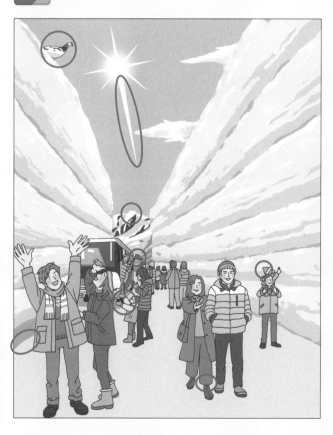

Q10 20ページ おかげ横丁

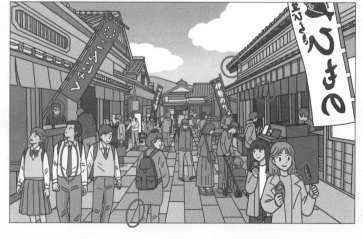

Q9 18ページ 恐竜王国・福井

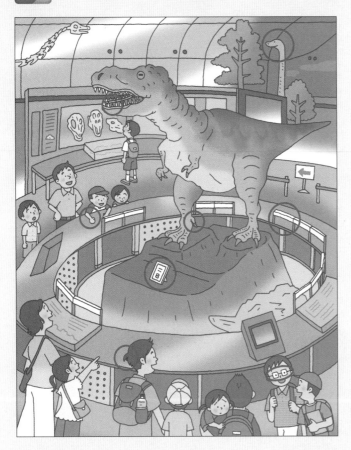

Q11 21ページ アドベンチャーワールド

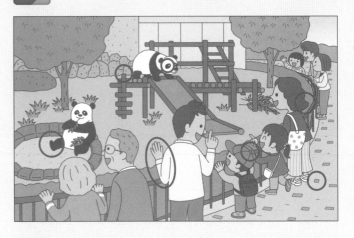

Q12 22ページ 清水寺

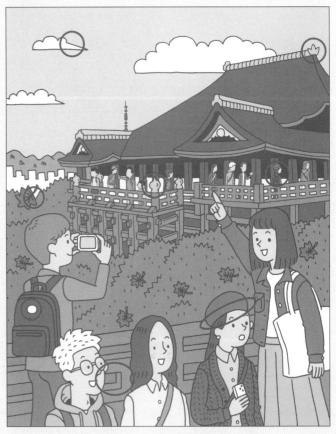

Q13 24ページ 元町・南京町

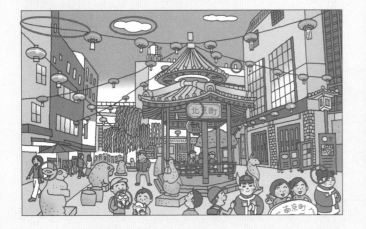

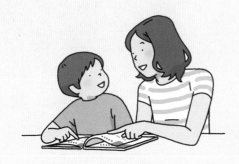

Q15 26ページ 松江城

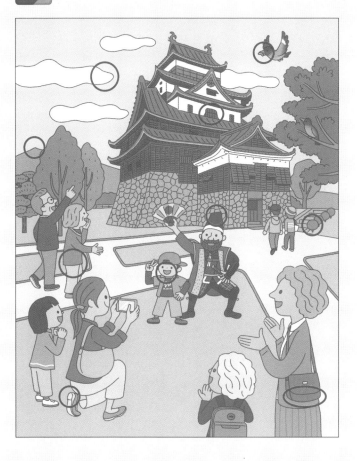

Q16 28ページ 錦帯橋

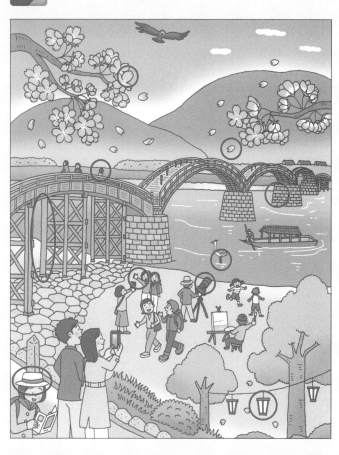

Q14 25ページ 倉敷美観地区

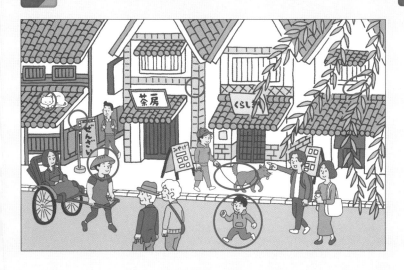

Q17 30ページ ひろめ市場

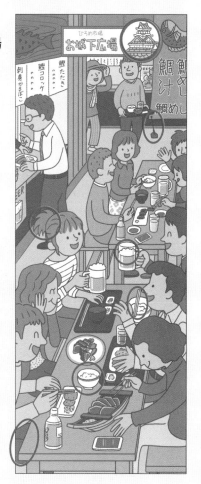

Q18 31ページ 下灘駅

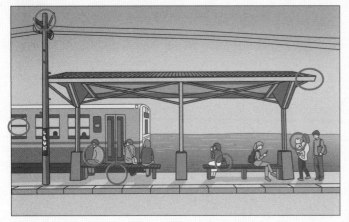

Q19 32ページ 門司港レトロ

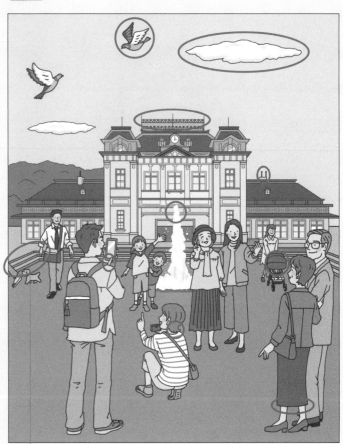

階段が一段少ない

Q20 34ページ 都井岬

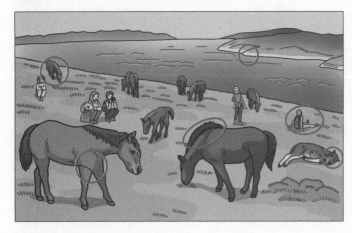

Q21 35ページ 指宿の砂風呂

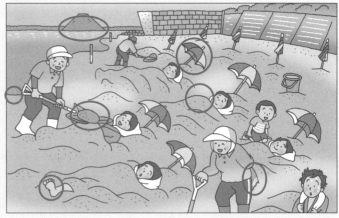

Q22 36ページ 竹富島

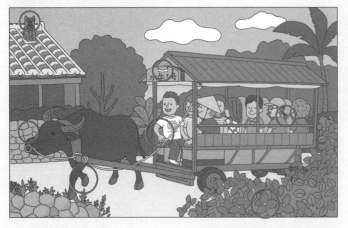

Part2　違う絵探し・同じ絵探し

Q1 38ページ

1　しっぽの長さ

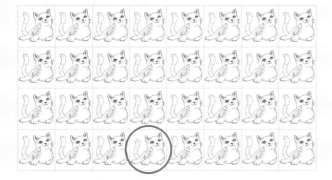

2　顔の向き

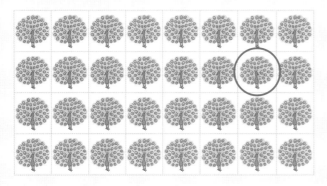

Q2 39ページ

1　**A**と**B**　　2　**B**と**D**

Q3 40ページ

Bと**E**

Q8 45ページ

Cと**F**

Q4 41ページ

1

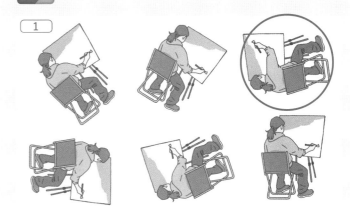

2

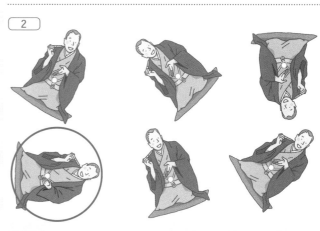

Q5 42ページ

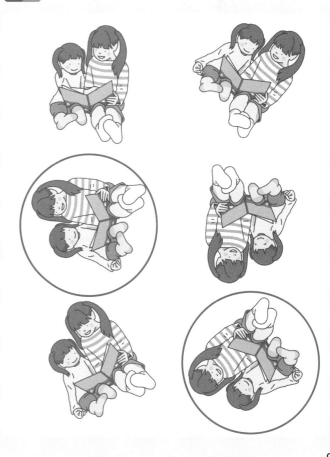

Q6 43ページ

Dと**E**

Q13 50ページ

Dと**E**

Q7 44ページ

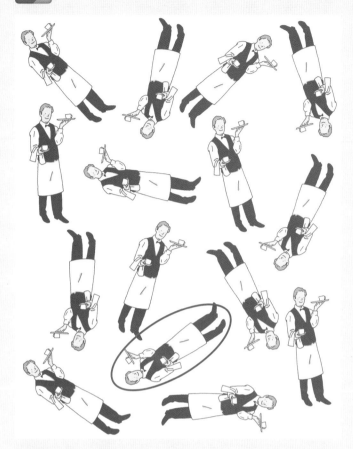

Q9 46ページ

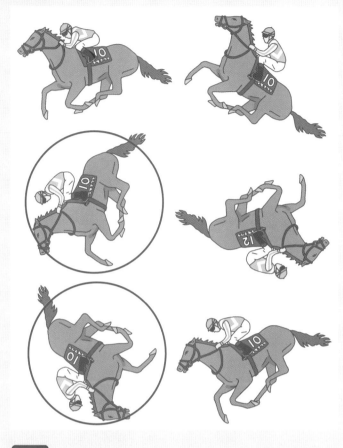

Q10 47ページ
雲の形

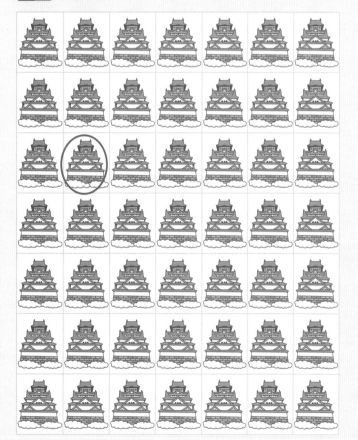

Q11 48ページ

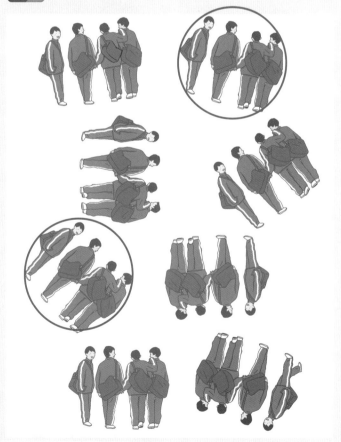

Q12 49ページ

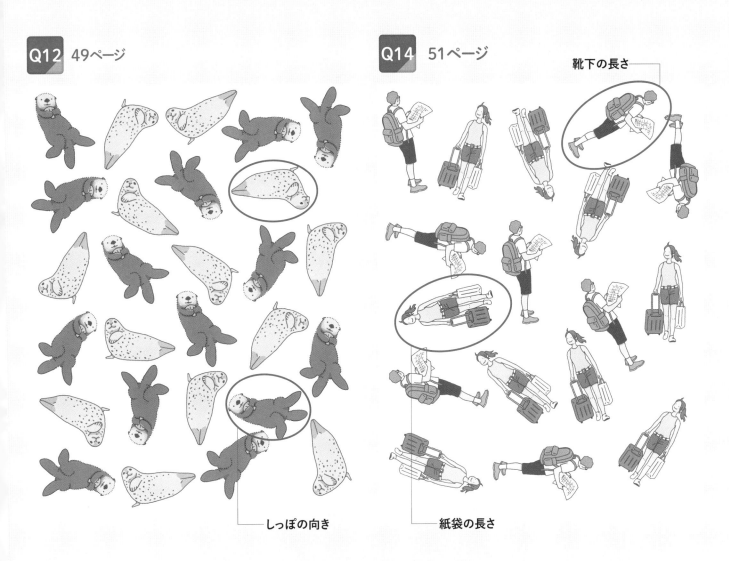

しっぽの向き

Q14 51ページ

靴下の長さ

紙袋の長さ

Q15 52ページ
大陸の形

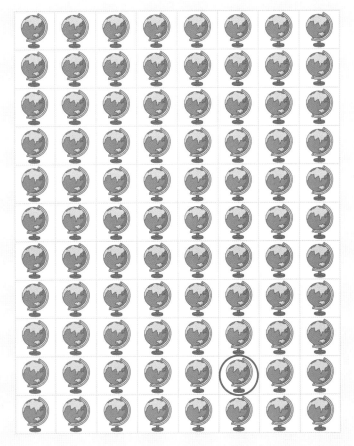

大量間違い探し

Q1　54ページ
出初式

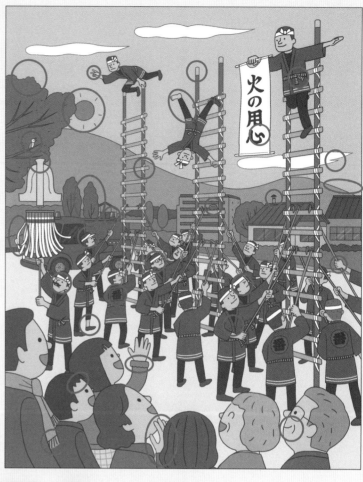

Q2　56ページ
小学校の入学式

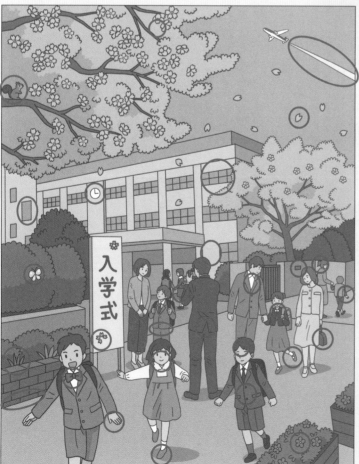

Q3 58ページ
盆踊り

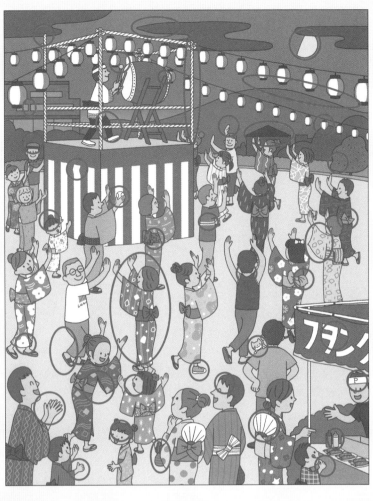

Q4 60ページ
ハロウィン

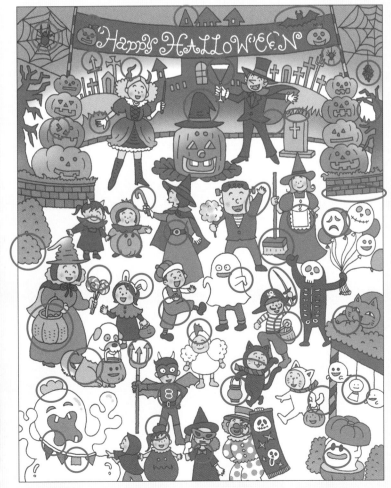

Q5 62ページ クリスマスマーケット

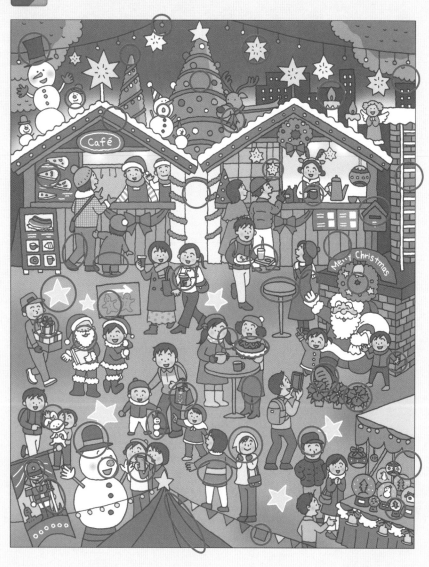

Q6 64ページ 骨董市

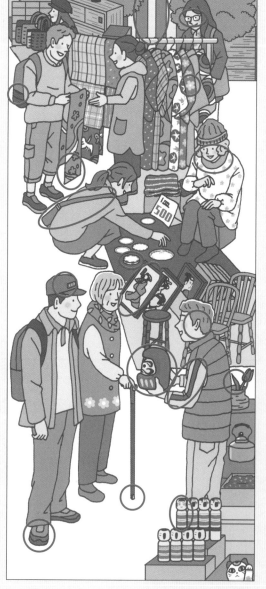

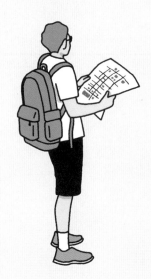

Part4　昭和の街角

Q1　66ページ　映画館でデート

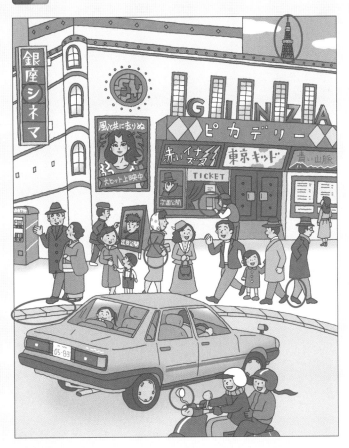

Q2　68ページ　改札の風景

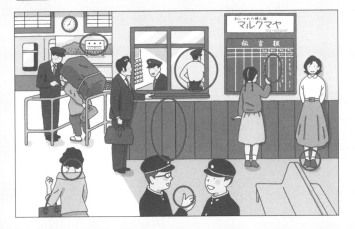

Q3　69ページ　バスガール

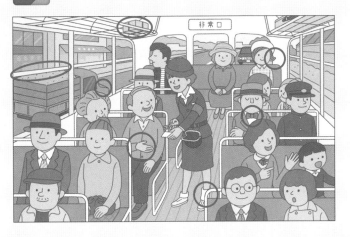

Q4　70ページ　昼休みにバレーボール

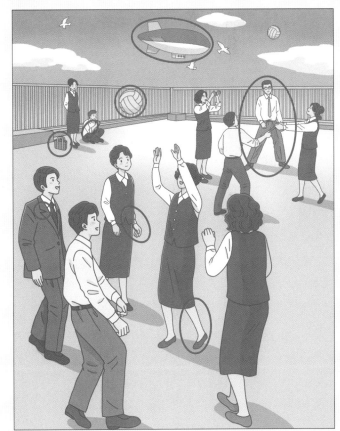

Q5

72ページ
デパートの
屋上遊園地

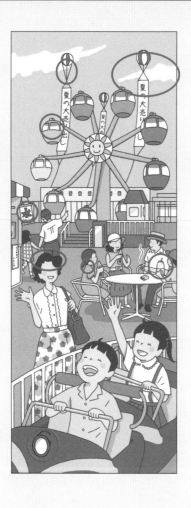

Q7 74ページ 喫茶店の楽しみ

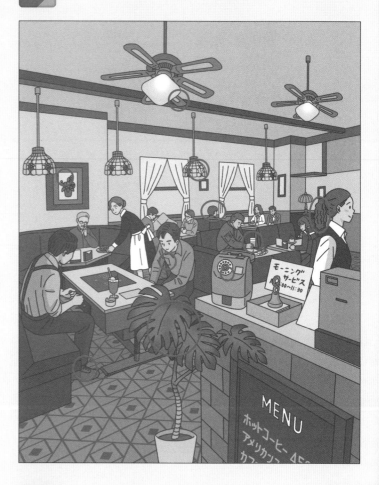

Q6

73ページ
チンドン屋さん

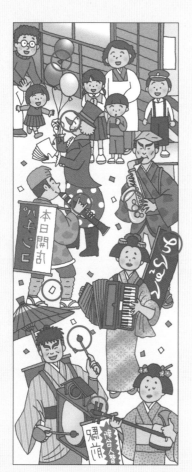

Q8 76ページ たばこ屋さん

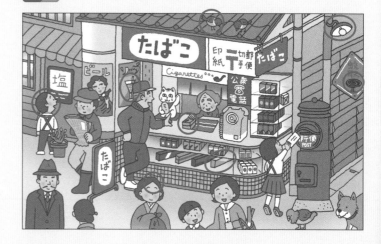

Q9　77ページ
そば屋の出前

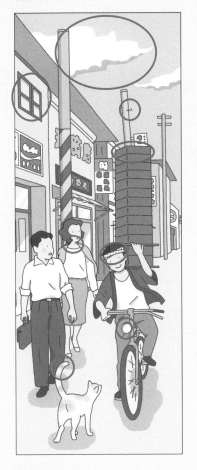

Q10　78ページ 子どもの遊び

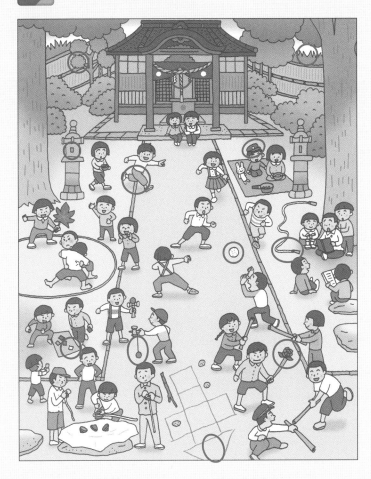

Q11　80ページ ラーメンの屋台

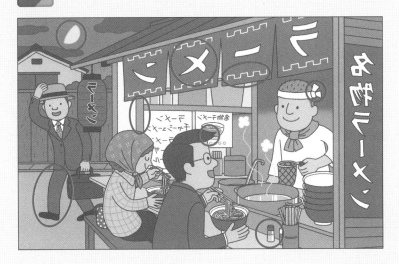

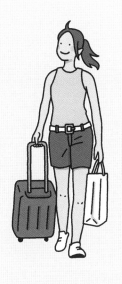

あと1問！ 1

81ページ

（咲の間違い探し）

2

（澄の間違い探し）

脳がみるみる若返る
脳トレ間違い探しスペシャル

2024年7月4日　初版発行

監修者　篠原菊紀　　　　　Shinohara Kikunori,2024
発行者　田村正隆

発行所　株式会社ナツメ社
　　　　東京都千代田区神田神保町1-52
　　　　ナツメ社ビル1階（〒101-0051）
　　　　電話　03（3291）1257（代表）　FAX　03（3291）5761
　　　　振替　00130-1-58661
制作　　ナツメ出版企画株式会社
　　　　東京都千代田区神田神保町1-52
　　　　ナツメ社ビル3階（〒101-0051）
　　　　電話　03（3295）3921（代表）
印刷所　広研印刷株式会社
ISBN978-4-8163-7574-3
Printed in Japan

＜定価はカバーに表示してあります＞　＜落丁・乱丁本はお取り替えします＞
本書の一部または全部を著作権法で定められている範囲を超え、ナツメ出版企画株式
会社に無断で複写、複製、転載、データファイル化することを禁じます。

しのはら きくのり
監修　篠原菊紀

人システム研究所長、公立諏訪東京理科大
学教授（脳科学、健康教育）。長野県茅野市
出身、茅野市縄文ふるさと大使。「学習して
いるとき」「運動しているとき」「遊んでいる
とき」など日常的な場面での脳活動を研究し
ている。テレビ、ラジオ、書籍などの著述、解
説、実験を多数務める。監修に『脳がみるみ
る若返る脳トレ懐かしの昭和クイズ』（小社
刊）など多数。

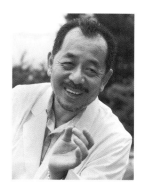

イラスト・問題作成／秋田綾子、浅羽ピピ、小野寺美恵、たむらかずみ、
　　　　　　　　　　藤本たみこ、やまだたけし
校閲／藏本泰夫
本文デザイン／井寄友香
DTP／有限会社ゼスト
編集協力／株式会社スリーシーズン（奈田和子、藤木菜生）
編集担当／ナツメ出版企画株式会社（横山美穂）

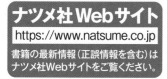

ナツメ社Webサイト
https://www.natsume.co.jp
書籍の最新情報（正誤情報を含む）は
ナツメ社Webサイトをご覧ください。

本書に関するお問い合わせは、書名・発行日・該当ページを明記の上、下記のいずれかの
方法にてお送りください。電話でのお問い合わせはお受けしておりません。
・ナツメ社webサイトの問い合わせフォーム　https://www.natsume.co.jp/contact
・FAX（03-3291-1305）
・郵送（左記、ナツメ出版企画株式会社宛て）
なお、回答までに日にちをいただく場合があります。正誤のお問い合わせ以外の書籍内
容に関する解説・個別の相談は行っておりません。あらかじめご了承ください。